文成天縱

『十三五』國家重點圖書出版規劃項目

國家圖書館藏中醫稿抄本精粹

GUOJIA TUSHUGUAN CANG ZHONGYI GAO-CHAOBEN JINGCUI

張志斌　鄭金生　主編

3

廣西師范大學出版社
GUANGXI NORMAL UNIVERSITY PRESS
·桂林·

第三冊目録

〔一〕該抄本原無目録，據正文補。

陸九芝先生遺稿（二）

內經難字音義四易稿

內經難字音義

元和陸○○九芝輯　子　潤庠鳳石參校

靈樞

九針十二原第一

針　職深切本作鍼亦作箴史記扁鵲傳厲鍼砥石索隱鍼音針一切經音義引聲類鍼今作針山海經東山經高氏之山其下多箴石注可以為砥針治癰腫者

其空　空苦動切與孔通史記五帝紀舜穿井為

匿空旁出索隱音孔正義言竅潛匿穿孔旁
從他井而出也後漢書章帝紀方空穀注空
孔也素問五藏生成論血行而不得反其空
窕陳窕紆勿切禮內則兔為窕脾注窕或作欝
史記倉公傳寒溼氣欝窕集解音欝陸謂
陳氣素問奇病論治之以蘭治陳氣也
補寫寫悉姐切瀉通洩也周禮稻人以
澮寫水漢穀阮碑承寫奐流奉傍閉癃則寫之義同
內之內奴對切說文入也自外而入也古文字尚書

古文字通作內

禮月令云不務內呂氏春秋引作務入

左襄九年傳

禹貢九江內錫大龜史記引作[illegible]入賜左傳襄[illegible]九年以出

內火漢[illegible]五行志引作以出入火是吉大宮嘗作內[illegible]音冏

為納非也

本經小針解篇內為痿出痿內為從出

蚑虼 虼眉耕切類篇蟚人蟲也集韻同蝕

腧 傷遇切讀若戍玉篇五藏腧也按五藏者井滎

腧經合五穴通作輸㕍詳後輸字

鑱 鋤銜切史記扁鵲傳鑱石撟引索隱謂石針

也

鍉 都奚切漢書隗囂傳奉盤錯鍉注引字詁

莫施切音毛 說文犛牛尾也
一切經音義引
三蒼 氂毛也

鋥 印題字 玉篇鋒也

鈹 敷羈切 說文鈹大鍼也 一切經音義引此云醫家用以破癰 廣雅釋器鑱謂之鈹 文選吳都賦羽族以觜距為刀鈹 注兩刃小刀也 華陀別傳令弟子數人以鈹刀決脈

犛 里之切 亦作氂 漢書律歷志不失豪氂 注孟康曰十豪曰氂

喙 許穢切 說文口也 又方言喙息也 晉語余病喙矣 注喙

氣貌 與此義別

國語

痺

痺 必至切 一切經音義引蒼頡訓詁痺手足不仁也漢書藝文志五藏六府痺十二病方三十卷注風溼之病

溜 力救切素問陰陽別論陰陽相過曰溜

滎 户扃切説文滎絶小水也按五藏名有井滎腧經合五穴

四末 下莫撥切 四支也 左昭元年傳風淫末疾注四肢也

禮樂記奮末廣賁之音注動使四支也

脖胦 脖蒲沒切 胦於良切 廣韻脖胦臍也 玉篇脖胦脖臍

二

閉 博計切說文闔門也廣雅閉塞也一切經音義鑰字注亦或作閈

鑽 所以封固門户令不可開也

輸 式注切傷遇切與腧俞通史記扁鵲傳五藏

本輸第二

之輸注十二經皆以輸爲原

踝 胡瓦切說文足踝也謂足左右隆然圓起者也急

就篇蹲踝跟踵相近釋名踝确也居足兩旁

磽确然也

注踝足之內外踝也

廉 力鹽切說文仄也廣釋言廣雅廉稜也九章算術

此條應移入
素問泣字條

衖邊謂之廉 儀礼郷飲酒礼設席於堂廉東上

注 側邊曰廉

輔骨 素問骨空論 髕下為輔 又廣雅釋親 輔謂之頰 非

説文 輔人頰車也

此義 列

京骨 京骨也 爾雅釋邱 絶高謂之京

膕 古獲切 廣雅釋親 膕曲脚也 荀子富國篇注

要棲膕 注 膕曲脚中也 素問骨空論 輔上為膕 至真要大論 膕如結 注 膕謂膝後曲脚之中也

臨泣 下所力切 與濇通 血行不利也 素問六節藏象

論 凝於脈者為泣

一三

注開也 呿

丘切仟去聲引

𤸰將 將行也書允征奉將天罰詩小雅爾殽既將

注傳皆云行也字𡢃將兩藏乃將以甘蓮義同

膀 旁光切平切經音義引三蒼膀胱也釋典或 說文髈

云脬膀或云膀胱即今俗所謂胖肚是也 活

癃 癃力中切素問宣明五氣篇膀胱不利為癃

又說文罷病也 癃 義別

呿 丘伽切莊子秋水篇公孫龍口呿而

不合 通俗文張口運氣謂之欠呿 又丘於切釋名

脉 脉呿 義同

李頤注

漢哀帝紀賛
即位瘻痺 注 病
兩足不能相過曰
瘻

字原定之

釈名 欠嶔也 開張其口作声 脣嶔嶔然也

欠 去劒切 説文 張口气悟也

瘻 於為切 説文 瘻痺也 呂氏春秋 重己篇 多陰則瘻 多陽則躄 注 躄不能行也 漢書 韓王信傳 如瘻人之不忘起 注 風痺病也

素問痿論 大經空虚發為肌痺 傳為脈瘻 注 謂瘻弱之無力以運動

小針解第三

著 直略切 廣韻 附也 礼記明堂位 著殷尊也 注 著地無足 漢書賈誼傳 如黒子之著面

偲 毗必切 玉篇 有威儀也 詩小雅 威儀怭怭 説文引

作佖、漢書揚雄傳騈衍佖路注[illegible]滿也

悅 許訪切亦作恍老子道之為物惟恍惟惚宋玉

登徒子好色賦怳若有望而不來注失意貌

濇 所力切說文不滑也亦作澀素問至真要大論

短而濇注往來不利是謂濇也

滲 所禁切下漉也司馬相如封禪文滋液滲漉

注謂潤澤下究揚雄傳澤滲灕而下降注滲漉

又素問要大論淡味滲泄為陽[illegible]音義滲

漏水潛浸之義別

文心雕龍養氣篇
湊理之滯

邪氣藏府病形第四

湊 倉奏切亦作腠[illegible]理也史記扁

鵲傳君有疾在腠理注腠音湊正義謂皮膚素問舉痛論

寒則腠理閉注謂津液滲泄之所

胻 户庚切說文胻脛耑也廣雅釋親胻脛也史記龜策

傳壯士斬其胻注胻腳脛也

淖 奴教切廣雅釋文引字林云淖濡甚也廣雅釋

詁淖溼也

若 猶及也漢書高帝紀若一郡降者封萬戶注若及也

也後漢書陳忠傳若空郡縣注若及也

栟其藏論可按若刺評熱論注若鼻中出贖

甲論有所大脫血若醉入房一則論此人必數醉

若醉以入房 多以若字作及字解者

筆此例之

燻之隴切五音集韻火焼起

洒淅洒先禮切素問調經論洒淅起於毫毛注寒貌風論腠

理開則洒然寒注寒貌礼玉藻一爵而色洒如

也注肅敬貌義而相近本經行脈篇洒洒振寒

漢書李尋傳 桴
枹鼓之相應也 注
枹擊鼓之杖也

瘈
瘲

桴鼓影響 桴與枹通 一切經音義引古文官書
桴枹二形同（扶誹也） 黃桴ゟ之鼓 皇氏謂擊鼓之物 響與
響通 易繫辭 其受命也如響 虞注 震為響
荀子富國篇 則下應之如景響
賁而起 賁 符分切 [redacted] 穀梁傳十年 穀
梁傳 覆酒於地而地賁 注 賁沸起也
瘛瘲 瘈 尺制切 亦作瘛瘲 子用切 漢書
藝文志急就章 瘛瘲 瘛瘲 瘈瘲 漢藝文
（注 瘛瘲 小兒之疾 即今癇之病也）
志有瘛瘲方二十六卷 按瘛之言掣 瘲之言縱 即今

逆

偕所謂抽掣搐搦之法

吟 唐拜切 集韻 聲也

噦 於月切 說文 氣啎也 一切經音義引通俗文 氣

逆曰噦 素問 五常政大論 其變動 曰噦 注謂胃寒所

消

癉 都寒切 與癉通 爾雅釋詁 癉 勞也 史記

倉公傳 風癉客脬 素問 脈要精微論 癉成為

消中 注謂 溼熱也 又與疸通 漢書 嚴助傳 南

方暑溼 近夏癉熱 注 黃病也 藝文志 癉 十二病方

四十卷注黃癉山海經西山經服之已癉注黃

病也 此字與 義微別

疝 所晏切 說文腹痛也 釋名心痛曰疝 素問

漢書藝文志五藏六府疝十六病四十卷注心腹氣病

篇心脉急爲何病 岐伯曰病名心疝 少腹當有形也

按此即今俗稱小腸氣者也

瘖 於金切 說文不能言也 禮王制 瘖聾跛躄 釋

文瘖啞也 史記倉公傳 使人瘖 索隱 瘖者失音也

維 說文 系也 廣雅釋詁 係也 小爾雅釋水 諸侯維舟

注 中央左右相維持者曰維 按此謂奇經八脈中

二二

後漢蔡邕傳
誨於華顛

瘕
段

陰維病苦陽維

顛 說文頂也 ~~素問方盛衰論顛疾 顛痛 顛狂~~ 顛狂篇 [illegible] 與巔通 又與癲通 本經皆狂也 義同

息肉 亦作瘜肉 三蒼 瘜惡肉也 方言 [illegible] 腜也 注謂

息肉也 一切經音義引

瘻 靈侯切 說文頸腫也

息賁 賁博昆切 難經五十六難 素問 肺之積名曰息賁 繆刺論云云 又病形篇肺脈滑甚為息賁

故善恐之氣上走賁上 注謂氣奔也

瘕 古牙切 說文女病也 素問大奇論三陽急為瘕 注

血聚為瘕

癀 杜回切亦作隤 顏公啟篇 癀陰病 釋名 陰腫

曰癀 素問陰陽別論 三陽為病發寒熱 其傳為癩疝

沃沫 沫莫撥切 莊子 乾餘骨之沫為濕彌 注 沫口中汁也

瘚 說文 [illegible] 屰气也 瘚並同

蛣蝎 蛣胡悏切亦作蛣 說文 腹中蟲也 蝎胡葛

切 說文 蝎 蟦也 亦㠯釋蟲 蝤蠐蝎 又蝎 桑蠹 又蝎 桑[illegible]

[illegible] 注 木中蟲

癲

不得前後　史記倉公傳令人不得前後溲索隱前後溲謂小便後溲謂大便也

嗌　伊昔切說文咽也穀梁昭十九年傳嗌不容粒注喉也素問至真要大論病嗌塞而欬注謂喉之下接連胸中肺兩葉之間者也

陰痿　史記漢書五宗世家膠西王端陰痿注[illegible]不能御婦人

腄　竹垂切按當於縋通下墜之字說文腄瘢胝也義別

不月　素問上古天真論女子二七而天癸至月事以時下不

陰陽別論二陽之病發心脾女子不月

儀礼士喪礼乃屨綦結于跗連絇 注跗足上也 疏謂足背也

月謂月事不來終也

痔 直里切 説文後病也 素問生氣通天論腸澼為痔

痔 釋名痔食也 蟲蝕食之也

痻 縈美切 [illegible] 三痻痻痻也 素問繆刺論

譫 女业葉反 一痻 [illegible] 以痕痻也 注痻瘖也 張衡文選西京賦 [illegible] 痕痻 注 癩痻也

跗 甫無切 足上也 成十六年左傳有韎韋之跗注 謂足跗

膜 昌眞切 説文起也 廣韻肉脹起也 一切經音義 [illegible]

博莫 膜引起也

控 睾 古勞切 [illegible] 素問繆刺論 睾 隆丸也 至眞要大論民病少腹控睾引腰脊上衝心痛 注控引也

近白字面

説文衆撞也
瀆

徒谷切

瀆〻 素問刺熱論大逆則項痛員〻 瀆〻然 注 瀆〻

〻為似打不定□也

灸 居祐切 説文灸灼也 素問異法方宜論 其治宜灸焫

注 火艾燒灼謂〻灸焫 史記 倉公傳 形弊者不當関

灸鑱石 漢書

針染手卷 染 如捻切 司馬相如傳 割鮮染輪 注 子虚賦

[illegible] 李奇曰 染 擩也 [illegible]

師古曰 擩 揾也 按 書 擩 揩 按也 則染者 揩擩之義 有按

説文 擩 染也

衝 衠 御 説文 見中道也 [illegible]

素問 氣府論 氣街動脈各一 注 氣街 穴名也

當與攝之之術義近

根結第五

顙 蘇朗切 說文額也 方言中夏謂之頟東齊謂之顙

鉗 巨淹切 方言鉗惡也 [illegible]宗名

窻 倉紅切 囱與聰通 釋名窻聰也於內窺外爲聰明也

膲 即肖切 淮南天文訓月死而嬴蛖膲 注膲肉不滿 文度謂人之三焦義別

繇 於招切 史記蘇秦傳莫不盡繇 索隱繇搖動也 素問氣交變大論筋骨繇復 注繇搖動也

辟府益切

膻● 徒旱切 說文 膻 氣海也 在兩乳中間

慓 撫招切 說文 疾也 廣雅釋詁 急也

膏粱 粱 呂張 粱 史記扁鵲倉公傳 索隱引之 食果好粟

素問 通評虛實論 肥貴人則高粱之疾也 注 粱

粱米也

亢郭 郭 古博切 釋名 郭 廓也 素問 湯液醪醴

論 湯液亢郭 按當與再解膈通

偏辟 偏 尺淺切 玉篇 畏也 廣雅釋詁 偏 傾邪 婢切

經音義引聲類 正葉也 ●因曰 素問 調經論 再

麁

辟 氣出而息 注辟謂[illegible]也 新校正云甲乙經太素作擗辟

薄著 薄旁各切 著長略切 廣韻釋 薄 附也

麁 倉胡切 同麤 亦作麄

壽夭剛柔篇第六

䐃 渠隕切 玉篇 腹中䐃脂也

怫愾 怫符弗切 [illegible] 說文 怫鬱也 [illegible] 傳

太后怫鬱泣血[illegible]也 愾 苦愛反 廣雅 [illegible]

[illegible]也 [illegible] 史記 [illegible]

焠 土内切 [illegible]

調繡謂焠鑯尖熨注火鑯也 焠鑯

熨 紆物切 李作熨 史記扁鵲傳案扤毒熨字
隱語毒病之處以藥物熨帖也

吹咀 吹方矩切 咀慈呂切 本草綱目注李杲曰吹咀古
廣韻吹咀嚼也

剉也古之方以口嚼細令如麻豆也

曷矢 焬 矢亦作 屎 [illegible]傳 遺失使

煴 熅 於云切 說文 熅 鬱煙也 漢蘇武傳置熅火注孟康云

火無焰者也 按此四字 謂坎 為矢鑿煙置坎 熾 罨 置火於中也

晬 子對切 一切經音義引類篇爲晬時周 者 时 日也

官針第七

支為大膿 傷寒論心下支滿結 全匱有支飲胸脇 支拄也 素問至真要大論胃脘當心而痛上支兩脅

支滿指支持支拄之義

悗 毋本切 莊子悗乎忘其言 注 廢忘也 又與懣通 說文煩也 說文懣煩也

狂忌嗌喝 嗌 易亮切 喝 說文嗌咽喉息也 喝 於懈切 玉篇噦聲 後漢張衡傳 聲音依喝 注引廣蒼喝聲之出也

終始第九

淫

何将以毋業 詩我将我享箋猶奉也 (用頌)

泆 (渫) 夷(泆)質切說文水所蕩泆也 書(多士) 誕淫厥泆

為齊 易繫辭齊小大者存乎卦注齊猶辯也

繆刺 靡幼切素問繆刺論 故絡病者其痛與經脈繆處故命曰繆刺

反扐折 (扐) 力則切廣韻 討為猶遠也 [illegible]

扐 韻扐損筋骨也 易 [illegible] 日扐 扐是 釋文之舌反

月令 [illegible] 視折

𢍏卷 奏臣賁切 荀子 [illegible] 有卷要者注拘牽也

噱 烏合切 (說文噱) 飽息也 [illegible] 字林 噱 飽出

息也

文選司馬相如長門賦注

九章　惜誦

又五口切

寠

經脉第十

臑　那到切　儀礼少牢饋食礼肩臂臑注肱骨　廣韻臂節

瞀　莫候切　楚辞九章中悶瞀之忳忳注煩亂也莊子徐无鬼予適有瞀病注風眩貌

髃　遇俱切　亦作腢　説文肩前也　六書故引字林肩前兩乳間骨也　急就篇胂腴胷脇喉咽髃注肩前也

鼽　巨鳩切　説文病寒鼻窒也　礼月令季秋民多鼽窒　嚏　一切經音義引通俗文鼽鼻曰齆

頞 烏葛切 說文鼻莖也 用孟子疾首蹙頞 [illegible]
~~頞 [illegible] 頞頞居日耳也 [illegible] 見下頞~~

髀 并弭切 說文股也 儀禮士昏禮釋文引字林 髀股骨也 漢書賈誼傳至於髖髀之所 注 髀股骨也

臏 毗忍切 說文膝耑也 用之 史記秦本紀王與孟說舉鼎絕臏 正義 臏 脛骨也 文選西征賦注引郭璞三蒼解詁 臏膝蓋也 粗潛鋸以脫臏

骭 古案切 說文骹也 爾雅釋訓 骭瘍為微 注 骭脚脛也 淮南俶真訓 易骭之一毛 注 自膝以下脛以上也

温淫　息耽為瘟癥痛瘼瘜病注病於瘟氣生也

嗢　苦渦切古作咼噅説文口戾不正也一切經音義

引通俗文斜戾曰嗢

胗　章忍切説文胗脣瘍也文選宋玉風賦中脣為胗

渭脣瘍一切經音義引三蒼胗腫也

得後與氣　按得謂後得有屎也氣謂失氣也廣韻糗

字回失氣即此今通俗作屁　与若不同於以內同義

胛　古狎切後漢張宗傳中矛貫胛注背上兩膊

間匝

臣　堖

䪼　職悅切　廣雅顴頄頯䪼也　急就篇頭頟頞䪼眉
目耳　注　兩頰之權也　素問至真要大論　齒痛䪼腫
又同準　玉篇䫜䪼頰　史漢皆作準　注　鼻也　義微別
頷　胡感切　方言　頷頤頜也　釋名　或曰頷車　頷含也
口含物之車也　南楚謂之頷
髆　補各切　說文　肩甲也　漢書武帝紀　立皇子髆為昌邑王
顖　息晋切　亦作囟　顖　說文　囟頭會堖蓋也　孔子家語本
命解　三年顖合然後能言　玉篇　頂空也
尻　苦刀切　廣雅釋親　尻臀也　一切經音義引三蒼

準　廣韻西秀音

漢高祖隆準

注　許慎為肩髆字

三六

銳

髖（尻）也 礼内則兔去尻

睆 呼光切 玉篇目不明 素問

腸澼 普擊切 素問陰陽別論陰陽虛腸澼死 注 澼

陰也 故作澼 全元起本

憺 徒濫切 漢書李廣傳威稜憺乎鄰國 注 憺

猶動也

眥 疾智切 說文目匡也 列子湯問篇拭眥揚眉而

望之 注 目際也 本經癲狂篇決于面者為銳眥

在內近鼻者為內眥 說文膝合也 本作腸胃篇會厭義同

厭 厭 於[illegible]切 [illegible] 穴名 刺僚四十九節會厭者[illegible]

䯏 於拴切 厭 髀 義未詳

㬪 俠瘿 於郢切 說文 頸瘤也 博物志 [illegible] 俠 通 挾 漢叔孫通傳

[illegible] 山居之人多瘿 腫 釋名 瘿嬰也 在頸嬰喉下也

[illegible] 瘿 [illegible]

頏 胡郎切 同亢 肮 漢書 史記 陳餘傳 乃仰絕肮 注 頸大脈

也 漢書 要離待不搤其亢 喉嚨也

卒 辛 蒼沒切 廣韻 急也 遽也 素子 平 往向曰 史記

倉公傳 其卒然合

肮 胡郎切 [illegible] 說文 [illegible] 也 釋名 肮 [illegible] 也 出皮

殿下郎中俠陛 注 與挾同

內經 俠字 [illegible] 此例之

俠

上瘕言如地之方耶也　荀子宥坐篇曾未如肬贅注

結肉

痂瘑　痂古牙切　瘑古禾切　急就篇痂疕疥癘癡（手）

顏注痂創上甲也　瘑小蟲攻齧皮膚漼錯如鱗

介也　○

齲　驅雨切　釋名齲朽也　蟲齧之缺朽也

史記倉公傳齊中大夫病齲齒　淮南子說山何斷

木食齲

經別公第十一

亦作䶚　說文䶚齒蠹也

蟲蠹

肛 古雙切 史記倉公傳肛門重十二兩注即廣腸之

户 亦作椎 素問刺熱論三椎下間主胸中熱注脊節之謂椎

餶 直追切 說文出缺也 華佗別

經水第十二

壯數 魏華佗傳佗若當灸不過一兩處每處

七八壯 按艾灸一灼謂之壯其數以壯人為則 [illegible]

減之 素問骨空論以年為壯數

痟 相邀切 消 周禮疾醫春時有痟首疾注痟酸

削也

經筋第十三

頄 巨鳩切廣韻頰間骨也易夬卦壯于頄注面權也

眇 素問骨空論眇絡季脇引少腹而痛注眇謂

弭沼切~~少腹直在季脇~~俠脇兩旁虛軟（空耎）處也

脾外廉腑

蹻 其虐切素問異法方宜論宜導引按蹻注蹻（蹻）捷舉手足按（安）蹻（雜經）謂八脈有陰蹻陽蹻

髃 以髃骨髃者上髃骨如字下古（音）閑反到切閒也（用以閒物也）

内側脂膏以膏之膚女古切反

○結於臍（亦作臍）臍釋名臍劑也腸端之所限劑也

○痌 他同切一切經音義引說文痌風病也又引聲類

小兒癇疾曰痌後漢王符傳潛夫論喘氣多吐痌病

○痓 巨郢切說文痓（痙）彊急也下篇風强病也

○瞑 莫經切說文翕目也（瞑）廣韻合目瞑瞑後漢馬援

傳甘心瞑目

○賁（非也 博昆切）素問脈要精微論肉以候鬲注賁鬲膈也（肝王賁鬲）

經四十四難胃爲賁門（又見上刺禁篇鬲肓）

○噼 普擊切按字書無噼字莊子田子方篇口辟焉

而不能言釋文引司馬注辟巻不開也義相近

骨度第十四

髃骬　髃胡葛切骬羽俱切廣韻[明釋説髃骬]缺蓋肩也玉篇

廣韻俱切肩骨按按此注文缺蓋本玉篇髃骬肩骨

寸　肉當在胸前

[redacted]

骶　都計切廣雅釋親背謂之骶素問刺熱論[玉篇臀也]

營衛生會第十六

營在骶也注骨窮之謂骶

陽隴　[隴與隆通]素問生氣通天論日中而陽氣隆注隆猶盛也

言高也史記禮記是為太隆索隱隆者盛也高也

瞑　眠莫賢切與眠通

鄙

泌 鄙密切 毖 記司馬相如傳上林賦偪側泌瀄 注 泌瀄

相揳也 按此經文云泌糟粕 字義 泌當与滭同 玉篇滭[illegible] 通一切經音義引

畢[illegible] 通俗文 十卄日滭 文濟泌別[illegible]

濟 呰擠通 國語晉語二章用師以相濟也 注 濟讀若擠

四時氣第十九

瘃 釋類切 集韻 膝病

筩 廣雅釋詁 長也

肓 呼光切 說文 肓 心下鬲上也 左傳成十[illegible]年傳 居肓之上 注

鬲也

五邪第二十

掣○ 昌列 尺折切 亦作摩 爾雅釋訓掣曳也注謂牽挽

寒熱病第二十一

腊○ 思積切 亦作昔焟 說文昔乾肉也 釋名腊乾昔也言 廣雅釋詁焟乾也 昔

腊ㄥ膚 耶ㄥ噎 腊肉膚乾也 易噬嗑噬腊肉

鞕○ 五諍切 亦作硬 玉篇鞕堅也 一切經音義引通俗文物堅硬謂之

磽确文引文字集略 物堅曰硬

胏○ ㄥ符非切 說文胏腊腊也 易艮其胏 疏胏腸也

本文胏作腊也 互詳前腊字

纍

癲狂第二十二

顑 玉篇 苦感切 廣韻 去而也 本篇 顑頷 狂語之夜 又說文 顑 飯不飽

面黃起行也 義闕

漯〻 他合切 文選 木華海賦 濆渭潰淪〻而滀漯 注 攢聚

也

唏 許既切 欷歔 史記十二諸侯年表 紂為象箸而箕

子唏 索隱 唏 嗚欷歔

凊 寒也 呂氏春秋 有度篇 凊有餘也 注 寒也 莊

子人間世篇 纍之乙 欲凊之人 臣 釋文 涼也 素問 五藏 五常

生成論 要旨論 皆 凊 注 冷也 五常

政大論其候凓冽注大涼也

熱病第二十三

顳顬 顳而涉切 顬人朱切 玉篇在耳前曰顳顬

顳顬耳前動也

脎 古落切 說文

瘈 尺制切 說文引經曰瘈 亦作瘈

脇下也 廣韻脇脅 亦謂之脎 一切經音義引埤蒼脎

肘後也 一切經音義引通俗文口不開曰噤

噤齘 噤渠飲切 說文噤口閉也 楚辭 劉向九歎

噤閉而不言 注閉口為噤 齘胡介切 說文齘相切也

一切經音義引三蒼齗鳴齗也釋名齗㾛(?)也 檢(?)

齗也

齗嗞齗也五嗞齗切齗怒也

怚 驕頀切說文怚驕也

厥病第二十四

足清至節 清凉也見上癲狂篇此篇上文有手足寒

至節內至相(?)… 一本作青 … 釋名青清也

因甚(?)穢色如青 … 青清二字古通用 …

寒至節內可相(?)… 俗解謂手足 … 青 … 非是

懊 奴皓切與惱通說文有所恨也

清凉也見上癲狂篇一本作青按青清古字通釋名清青也呂氏春秋序意覽使青蕷進視水經注引作清此篇上文有手足寒

[illegible] 撫庚切亦作[illegible]玉篇滿也

耵聹 耵都挺切聹乃挺切一切經音義引埤蒼

耵聹耳上垢也

濼 濼迭各切素問骨空論淫濼脛痠不能久立注淫濼謂似酸痛而無力也

雜病第二十六

𣪊𣪊 胡谷切亦作瀫廣韻水聲

衃 芳杯切說文衃凝血也素問五藏生成篇赤如衃血者死注謂敗惡凝聚之血色赤黑也

嚏都計反一切經音義引蒼頡篇嚏噴鼻也不
作疐是詩終風願言則嚏箋汝思我心如是我則
嚏也今俗人嚏云人道我此古之遺語也
周痹第二十七　說文慉起也
慉[redacted]許竹切詩谷風不我能慉傳慉養也後漢馬融傳
廣成頌踈越蓄慉注慉與畜通蓄慉猶積
聚也慉與畜通
口問第二十八
閑居辟左右　閑與閒通按詩十畝之間桑者閑閑

師傳第二十九

另釋文閑本作閑府善繫切陰也老子行府人

祠祀孔子閑居釋文近本近人曰閑居

韡 丁可切廣韻垂下貌

滄滄 說文滄寒也列子湯問篇日初出滄滄涼涼之遠

周書周祝篇天地之間有滄熱活淡寒也

䯤 古活切說文䯤骨端也

腸胃第三十一

會厭 安名 難經四十四難會厭為吸門

左右辟 文選張協七命注萬辟千灌注辟謂疊之

引典論云魏太子丕作百辟寶劍長四尺素問謂
經論百辟辟氣不足注謂辟疊也

五亂第三十四

大杼 穴名杼直呂切

脹論第三十五

胕 章恐切腫也亦作胗

亦作胗疾也素問奇病論云損不足益有餘以成其胗注謂久病

又脣瘍曰胗見前義

五閱五使第三十七

緻 直利切說文緻密也一本作稚非

埤 符支切說文埤增也廣雅釋詁埤益也

爾雅釋詁埤厚也廣雅釋詁埤益也詩

北門政事一埤益我

逆順肥瘦第三十八（與檢通）

法式撿押　撿居奄切漢黃霸傳郡事皆以義

法令撿式注檢局也又爾雅釋言撿同也注檢範

模也爾雅出必同

臨臨　臨與隆通廣雅釋詁臨（者）大也（易序卦傳）詩大雅文家臨（與爾）

衝衝　韓詩作隆衝荀子彊國篇乃在（有）臨慮漢地理

志作隆慮（慮）本紀通天篇太隆隆人其狀臨臨然長大

病傳第四十二

燔鬲　與蹻通素問異法方宜論故導引按蹻〔其治宜〕

[illegible]注蹻謂捷舉手足

燔　如劳切與爇通說文爇燒也一切經音義引

通俗文然火曰燔禮郊特牲燔葉釋文燔同爇

素問異法方宜論其治宜灸燔注火艾燒灼謂

之灸燔

〔日〕

昳　〔昳〕徒結切周禮司市日昃而市注日昃〔日〕昳中也

書無逸自朝至於日中昃待朝至日昳蹶言日蹉〔初學記引顏延之纂要〕

早晡下晡

跌晏（晏在未日昳）謂未時也素問標本病傳論冬日昳注曰昳謂午後（八刻未正時也）

晡 博孤模切（與餔通）玉篇申時也淮南子天文訓日至於悲谷是謂餔時素問標本病傳論夏下晡（注下晡）謂日下於晡時申之後五刻也夏晏晡注晏晡謂申後九刻向昏之時也

淫邪發夢第四十三

窌 居効 匹皃切與窖通周禮考工記匠人囷窌倉城（廣雅釋詁窌藏也）逆牆以窌注窌穿地曰窌文選馬融長笛賦序窌巧老注深空之貌

腯 除力切 廣韻 肥腯 考工記弓人相膠注腯[illegible]黏

也

五 杌[illegible]第四十六

杌 五忽切 玉篇 樹無枝也 又 書秦誓 杌隉 注 不安也

義別

臗 苦官切 廣雅釋親 臗尻也 臀 亦作髖 [illegible] 臗脊 說文 髖 髀上也

釋名 髖 緩也 其腹皮厚為緩也

稸 丑六切 與蓄通 說文 蓄 積也 戰國策 漢書貨

殖傳 稸足功用 注 稸與蓄同

本藏第四十七

𣪘 口交切 説文 腥也

燋 即消切 與焦通 漢霍光傳 燋頭爛額為上

客

麼 亡果切 廣雅釋詁 麼小也 微也 文選 班彪 王命

論 又況幺麼不及數子 注引通俗文 不長曰幺 細小曰麼

𣬶 麋 麋與靡通 [illegible] 靡謂大傳不收也 荀子富

國篇 以靡敝之 注 靡敝 [illegible] 易中孚卦 吾與爾靡之

釋文 [illegible] 靡 引埤蒼作靡 散也 按 [illegible] 文出靡為

膀胱子處

甲乙經作膀胱字子要

大便不實之義

五色第四九

甲乙經林億等校本云王古本作壬字

面王

鼻準日面王

不仁 痺論風論衛氣有所凝而不行故

其肉有不仁也 注不仁謂瘴而不知寒熱痛

瘻 痺論在於肉則不仁

胝

中都計切 與 胝通 又丁尼切 皮厚也 義別 胼胝

論第五十

横 戸孟切 本作横 慧琳一切經音義引考聲云

横不順理也 干禄字書横通横正 字書云非理而来曰横 說文从木黄

彭漢田蚡傳蚡日益横 注横恣也 後漢彭寵

傳連衡注以威力相脅曰横

逆順之第五十五

○逢々 逢 薄紅切與蓬通 孟子逢逢蒙 莊子山木篇作 漢藝文志作逢門

蓬蒙 詩靈臺鼉鼓逢々 太平御覽作蓬々

墨子耕柱篇逢々白雲北南子數一升粟飽蓬々

○熇々

熇火酷切 詩大雅多將熇々 傳熾盛也 素問

刺瘧篇先寒後熱熇々暍々然 注熇々甚熱狀

下 上

五味第五十六

薤 胡介切 亦作䪥 說文 菜也 葉似韭 禮

内則膏用䪥 釋文似本多作薤

水脹第五十七

腸覃 ~~按本字義當~~ 与蕈通 慈荏切 玉篇地菌 覃

也 五經文字 詩葛覃亦作蕈

瘇 時冗切 與腫通 尰 切 未詳 經音義 腫足曰瘇

漢賈誼傳 天下之勢方病大瘇 注 腫足曰瘇

詩小雅 既微且尰 說文引作瘇

賊風第五十八

祝　藏救切亦作呪書無逸厥口詛祝詩大雅侯作侯祝傳祝詛也

苑　紆勿切與鬱菀通詩小正我心菀結箋讀鬱淮南子本經訓百節莫苑注苑病也

玉版第六十

嘶　先稽切亦作㾷嘶斯說方言㾷嘶散也元應一切經音義引埤蒼嘶聲散也漢王莽傳大聲而嘶注嘶聲破也

公行齋

駿 爾雅釋詁駿大也長也

經隧 經與經通廣雅釋言經徑也隧徐醉切與遂通素問調經論五藏之道皆出於經隧注潛道也

綣 去阮切與卷通釋名卷綣也相約束繾綣以為限也

陰陽二十五人第六十四

而能春夏不能秋冬 能奴代切與耐通漢食貨志能風與旱鼂錯傳其性能寒其性能暑趙充國傳漢

馬不能冬注皆云能讀曰耐

鈦 甲乙經作鈦音太字書無鈦字說文釱鐵鉗也（廣雅釋器在足為釱）

韻略 鈦大計切

漢書食貨志釱左趾注釱足鉗也

史記平準書作釱

判 周禮媒氏掌萬民之判注半也公羊定八年傳璋判白注判半也素問陰陽（五常政）大論少角與判商同注判半也

胂 直刃切 廣韻 脊肉 以忍切 類篇當脊肉

質 小爾雅廣言質正也 廣雅釋詁質正也 小爾雅廣言同

周禮司裘設其鵠注二尺曰正四寸曰質

桎 之日切（械也 元應）一切經音義引蒼頡篇偏著曰桎

髯 汝鹽切 亦作須髯 說文頰須也 釋名在頰耳旁曰髯 隨口動搖冉冉然也 髥

吻 武粉切 說文口邊也 廣雅釋親 吻謂之吻 吻

文選陸機文賦注引蒼頡篇 吻 脣兩邊也

畫 胡麥切 說文界也 畫

瘃 陟玉切 說文中寒腫覈 漢書趙充國傳 手

足皸瘃 注 寒創也

髭 即移切 本作頾 說文 頾 口上毛也 釋名 口上曰髭

髭姿也 為姿容之美也

百病始生第六十六 募各與膜通

治之以膽募俞 注

募原 募莫故切 素問舉痛論 胸腹曰募 脾募

在乳下二肋外期門下 舉痛論膜原之下 注膜謂膈
間之膜原謂膈肓之原 痹論熏於肓膜 注肓膜謂
五藏之間膈中膜也 痿論肝主身之筋膜 注人皮
下肉上筋膜也

憂恚無言第六十九

恚 於避切 說文恚恨也 史記絳侯世家冒絮提
文帝 注太后恚怒 索隱恚者嗔也

邪客第七十一

秫 食聿切 說文秫稷之黏者也 急就篇稻黍秫稷
粟麻秔 注秫似粟而黏 亦可為酒 按即今糯稻

犴 侯旰切 淮南原道訓 射犴焉 踊〻子注 迅也

通天以第七十三

下 齋湛〻 齋甲乙經作濟 湛〻深貌

諟 諦 廣雅 諦 亦作 諦 審也 廣雅 諦 諟也 說文 諟

理也 方言 諦審也 廣雅 諦 諟也 方言 諦審也 諟是也

閼尹子九藥篇 諦毫末者不見天地之大

譚 徒含切 玉篇 延也 大也 大戴禮子張問入官篇

業居久而譚 勿 注 譚謂安從也

黮 〻〻 黮 徒感切 文選 左太沖 思 魏都賦 欂題黮黮

注引聲類黮深黑色也東晳補亡詩黮黮重雲

注雲色不明貌

⿰目旋⿰目旋似宣切玉篇好貌

官能第七十三

手甘 說文甘美也此與上文手毒對言

論疾診尺第七十四

解㑊 解胡懈切㑊夷益切（與懈通）病名素問平人氣象

論尺脈緩濇謂之解㑊玉機真藏論冬脈太過則令

人解㑊刺瘧論足少陽之瘧令人解㑊刺要論刺

骨無傷髓髓傷則銷鑠胻酸體解㑊然不去矣

注解㑊謂強不強弱不弱熱不熱寒不寒解解㑊㑊然

不可名之也甲乙經使人解㑊悶而不能食素問作怢慄

痎 古諧切說文痎二日一發瘧也素問瘧論痎

瘧皆生於風注痎猶老也亦瘦也

刺節真邪論第七十五

餲 一結切與噎通說文噎飯窒也漢書賈山傳

祝餲在前注餲古饐字謂食不下也楚辭王逸

九思仰長歎兮氣餲結注與噎同

脆〇道 甲乙經作越道

〇說書卷〇 卷居倦切亦作劵與券通說文契劵

也按韻會劵即古卷字顏師古曰說書之札卷也史記高祖紀常折

劵弃負索隱古用簡札書故可折

〇剽〇 匹妙切說文剽砭刺也

〇漸洳〇 漸子廉切洳人恕切廣雅釋詁漸溼也亦作濕說文溼漸

溼也漢東方朔傳塗者漸洳徑也注漸洳浸溼也

〇痒〇 餘兩切與癢通玉篇痛痒也抱朴子塞難篇人

不能自知其體老少痛痒之何故

〇衛氣行第七十六

昐 普巴切分明也之貌

九鍼第七十八

寤 五故切與悟通文選張衡東京賦晝○覽東京之事以自寤乎注自寤自覺寤也爾雅序别為音圖用袪未寤

歲露論第七十九

郄 去約切與郤却也通素問四時刺逆從論血氣內却注却閉也

㦰 字書與血㦰當與殘同

大惑論第八十

精之窠為眼　窠苦禾切巢也千金方引作睛之窠為眼

内感論第十八

攧　胡結切說文攧或从手　以衣衽扱物謂之襭扱收也爾　亦作襭　搣从手

雅釋詁扱衽謂之襭詩國風薄言襭之

癰疽論第八十一

逆　萓　魚罽切玉篇萓萱草即鹿葱也本作宜

男也

血　泣　色力切與澀濇通素問六氣藏象論凝扣　多食鹹則脉凝泣而變色又

脉者為泣注謂血利不行調經論寒則泣不能流注

泣謂如雪在水中凝住而不行去也

此條移置上

𤻃 與癰通 史記穰侯傳 如以千鈞之弩決潰癰也

𦸈蔞 𦸈古活切 蔞落侯切 玉篇王瓜也（當作𦸈蔞） 廣韻同 苦

蔞果蓏也 玉篇苦蔞 齊人謂之瓜蔞

蔆𧄍草 薐上力膺切 與菱蔆通 說文芰也 爾雅

蔆蕨攈 注 俗云菱角是也 漢司馬相如傳 子虛賦 外

發芙蓉蔆華 史記作蔆 文選作菱 𧄍渠遥切 與翹通

玉篇 連𧄍草也 爾雅釋草 連異翹 釋文 翹

字亦作𧄍

此爲浮箋，附於此處。

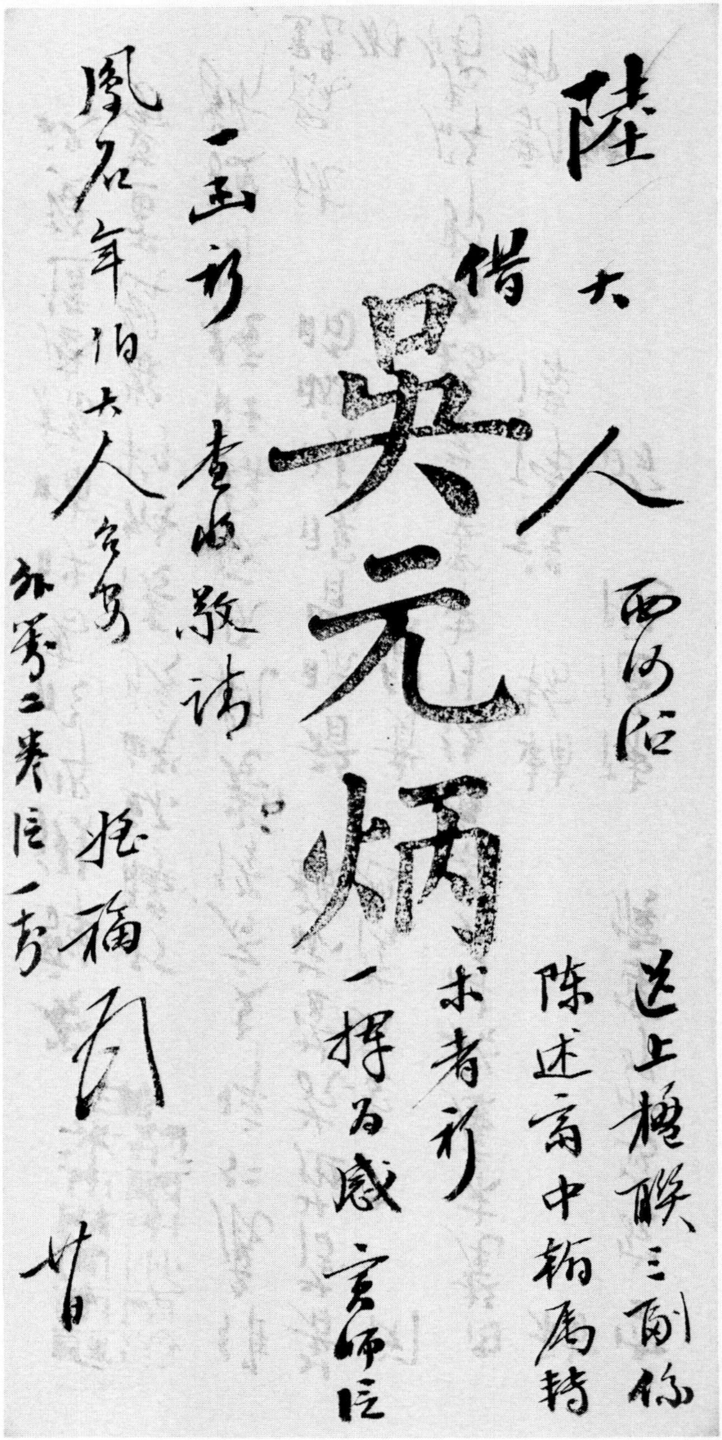
送上楹聯三副係
陳述甫中翰屬轉
陸大人 西河伯
借 吳元炳 求書者祈
一揮爲感 黄師伝
一函祈查收敬請
鳳石年伯大人台安
姪福同頓首
外寄二券乞一並
廿日

空窕窎窌窒寏　陳隧隴　盼

補　輔輸　詮諦譚　劉郝　辦

冂氂末廉谿特欠若◯後月申罣芋菴錄萬郎骿卷餉

閑ㄴ　薏茹蔭葱　貴質　衆　郤

著蒨莊菀萱蔬藪　稽睆背瞑眣睷眴　秪

維麁仁睟　支斉縿卷氪夙厭鷊壯種膂蒦斷

丌睟虾䘏㛌傳旅判算貶畫募

谷辭繳埰脂喬映晡穑塵邉發祆

素問

上古天真論篇第一

徇齊　徇辭閏切齊側皆切史記五帝紀同索

隱徇齊皆德也孔子家語及大戴禮並作叡

齊史記舊本亦有作濬齊蓋古字假借徇為

濬濬深也王注徇疾也與史記集解同失之

迺　奴亥切古文乃字爾雅釋詁迺乃也

耗　呼到切亦作秏文選曹植七啓秏精神於

虛廓注引蒼頡篇耗消也

恬惔　惔徒濫切與憺通一切經音義引蒼頡篇惔恬也莊子列御寇篇注以恬惔為上者本經陰陽應象論移精變氣論皆

怍憺

解隓　解古隘切與懈通釋名懈解也骨節懈緩也隓隋與惰通大戴礼盛德篇小者偷隓注隋隓解隋隓也禮月令季秋行春令則民解惰

壽潎　潎[illegible]湮盡也漢枚乘傳潎無窮之

樂注澂盡也靈樞五十營篇故五十營備得

盡天地之壽矣

嗔　昌真切說文盛氣也（嗔）廣韵怒也嗔瞋通

四氣調神論第二

亟奪　亟去吏切（王注）[illegible]數也禮少儀亟見曰朝夕

左成十年傳晉先君之亟戰也有故

名木　禮（按此當作大木解）禮器因名山升中于天注名猶大也國策

秦策不（王）如因而賂一名都注名大也王注訓名木

珍果　失之

菀藁　菀與苑鬱通　本經生氣通天論大怒則
形氣絕而血菀於上　槀苦浩切　說文藁木枯也　易
說卦傳　離為枯槁

焦滿　按此謂肺氣焦枯煩滿也　本經痿論
肺熱葉焦　痺論　肺痺者煩滿喘而嘔　王注
焦謂上焦也　林校引全元起本作進滿　皆失之

濁沈　林校引太素作沈濁　甲乙經作濁沈　周禮壺涿氏鄭
注獨讀為濁　按獨濁古字相通　周禮酒正三曰沈
齊　釋名　沈齊濁滓沈下汁清在上也

生氣通天論第三

喘喝　二字已見靈樞本神篇喝嘶聲廣蒼曰聲之幽也莊子庚桑楚嗌不嗄崔本嗄作喝啞也王注謂大呵出聲則近呼喝之義非暑病所有

緛　而兗切王注縮也太元夷云陽氣能剛能柔能作能休見難而縮范注夷而自縮故謂之夷夷與緛通廣雅釋詁緛縮也

則張　張知亮切廣雅釋詁張大也

管子法〻篇痤
睢之礦石也注
痤癰也

辟積　辟當讀襞〻積之襞衣　靈樞根結篇僻辟

腸胃篇左右辟同義

痤疿　痤昨禾切　說文痤小腫也　廣雅釋詁痤癰

也　淮南子說林訓潰小皰而發痤疽　注痤疽癰也

疿方味切　玉篇熱生小瘡　王注以爲風癮　失之

高梁　與膏梁同　通　靈樞根結篇膏粱義同

足生大丁　丁俗作疔　集韻當經切音丁　病創也

指足生大丁　謂高梁厚味足以致疔毒之大也　王注謂

丁生於足　要　林校謂饒生大丁　皆失之

皷　側加切亦作皻　王注皷刺長於皮中形如米或

如針俗曰粉刺又皻爲鼻上皰也義別

瘻　盧候切説文瘻頸腫也山海經中山經合水

多騰魚可以已瘻注瘻癰屬也中多有虫

俞氣　俞傷遇切與腧輸通者素經奇病論俞之以

膜募俞注背脊曰俞就觸靈樞九針十二原篇

脉之所注曰（為）腧素經欬論注引作俞

魄汗　王氏念孫訓　按素經宣明五氣論肺藏魄　魄肺之

神也六節藏象論肺者氣之本魄之處也其華在皮毛

其充在皮汗出於皮毛故曰魄汗

冬傷於寒春必溫病　本經陰陽應象論同靈反

七籖引作冬傷於汗春必病溫

味過於辛筋脈沮弛　弛、沮慈呂切弛本作弛沮

弛言壞廢也詩小雅何曰斯沮傳沮壞也淮南子

說山訓故沮舍之下不可以坐注沮舍壞也穀

梁襄二十四年傳弛侯廢也本經五藏生

成篇多食辛則筋急而爪枯可以互證王

注以潤訓沮（為潤）以緩訓弛（為緩）失之

精神乃央 廣雅釋詁央盡也楚辭屈原離騷時亦猶其未央注央盡也王注訓央為久失之

校林謂央乃殃也古文通用亦經解

金匱真言論篇第四

按蹻 王注按謂按摩蹻謂如蹻捷者之舉動手足是所謂導引也本經異法方宜論其治宜導引按蹻注按謂折按皮肉蹻謂捷舉手足 針解篇巨虛者蹻足注蹻謂舉也

陰陽應象大論篇第五

病之形能　王氏音義於上文能冬●云奴代切下形病能同按此當

讀本音謂病之形能也◎寺侍陽明脉解篇云皆非其素所

能也病反能者何也可以互證

陰陽離合論第六

霳霳　此篇海有此字音中明無宗立奉亦音中林

校云別本霳霳作衝衝王氏霳字之音注曰言氣之往來也

蓋憧即易憧憧往來為訓以霳為衝也矣按集韻憧

有昌容諸容二切諸容切音鍾與中同字音

陰陽別論第七

痟　烏懸切王注痟瘦瘠也文選謝靈運登臨海嶠與從弟惠連詩注引説文曰痟瘦也列子楊朱篇心痟體煩内熱生病矣音一錯反義別

索澤　索蘇各切王注謂皮膚潤澤之氣皆散盡也説苑楪謀篇索也者盡也記檀弓吾離羣而索居注索猶散也一切經音義引蒼頡篇索盡也

靈蘭祕典論第八

消者瞿瞿　氂　里之切漢書律曆志不失毫氂注孟康曰十毫曰氂　亦作釐

呂氏春秋適音覽則耳谿極注極病也

六節藏象論篇第九

羅㮨　羅符羈切　史記平原君傳臣不幸有羅㾦之疾　索隱云腰曲而背隆高羅㾦為背疾　廣雅釋詁㮨病也

五藏生成篇第十

胝䐢　胝丁尼切　䐢側殺切　漢書貢禹傳手足胼胝　注胝皮厚也　䐢與皺通　集韻䐢皺也

草茲　王注茲滋也言如草初生之青色也　說文茲草木多益也　爾雅釋器蓐謂之茲

鬲 古核切 亦作[illegible] 與膈通 玉篇胸膈也 釋名膈隔也 隔塞上下 使氣與[illegible]不相亂也 [illegible]作膈 甲乙經

炲 徒哀切 王注謂炲煤也 亦作炱 一切經音義引
通俗文積烟以為炱煤
紺 古暗切 說文紺帛深青揚赤色 釋名紺含也
謂青而含赤色也 王注蒼青色失之
朝夕 與潮汐通 皇極經世 抱朴子潮者據朝來也汐
者據夕至也
胠 去魚切 王注脇上也 說文胠腋下也
異法方宜論第十二
食胕 王注言其所食不芬香 林校引全元起云食

公竹齋

移精變氣論第十三

魚也按胕符遇切與膞通又風無切與趺通俱

與本文義不合（全王二注均失之）當依甲乙經作腜

僦貸季　人名王注謂岐伯祖世之師僦即就切說文

廣雅釋言僦

賃也僦与貸義相類

湯液醪醴論第十四

莝　麤臥切說文斬芻也

診要經終論第十六

憿著　林校云別本憿作憿又作撽按憿古堯切說文幸

也憿古了切玉篇脛行[illegible]也撽古歷切與擊通 皆之本

文之義憿字稍近又廣雅釋詁縈纏也漢司馬相如

傳肯綮繳繞注猶纏繞也肯亦相通

目睘　睘渠營切（王注）爲睘謂直視如驚貌說文目

驚視也

脈要精微論第十七

眴仆　眴許縣黃練二切[illegible]說文目搖也[illegible]切[illegible]音

瞤引通俗文目動曰瞤文選揚雄劇秦美新曰

嘗有頻眴病注眴與瞬目瞚去字通　又舒閏切與瞚瞬通[illegible]義別

平人氣象論第十八

前曲

姙 汝鴆切亦作妊說文妊孕也廣雅釋詁妊傳也

釋言妊娠也後漢章帝紀令諸懷妊者賜胎養

穀注引說文亦作妊孕

玉機眞藏論第十九

後居 曲甲乙經作鉤 居居御切與倨通禮記樂記倨中矩句中鉤

周禮冬工記冶氏已倨則不入 已句則不決注已倨謂微直而邪多也

漢諸吏郅都傳逐切倨傲至貴居也注居與倨同

玉機眞藏論第十九

目匡 匡與眶通史記淮南王安傳涕滿匡而橫流

本經刺禁論刺匡上陷骨中脉注匡目匡也

三部九候論第二十

參伍不調　易繫辭參伍以變正義參三也伍五也[illegible]三相參爲

參五相任[illegible]說卦參天兩地而倚數虞注參三也周禮小

司徒五人爲伍說文伍相參伍也王氏以參校類伍

爲訓失之　本文蓋謂或三或五共數不調

蠕蠕　蠕而兖切亦作蝡說文動也史記匈奴傳跂

行喙息蠕動之類索隱引三蒼云蠕蠕動貌

音軟

藏氣法時論第二十二

焠烪　烪烏閑切廣雅烪烪爇也玉篇炫也爇也 釋詁

郄　綺戟切與郤隙通[illegible]相見者郤地名 玉篇穿穴也

子虔先生按大郤葉大隙史記張釋之傳雖錮南
山猶有郤漢書作隙莊子知北遊若白駒之過郤 郄
音義本亦作隙孔也與靈樞歲露篇膲理郄義別

竇命全形論第二十五

黔首　黚黔巨淹切説文黔黎也秦謂民為黔首謂
黑色也

瞚　舒閏切[illegible]亦作瞬與瞤通説文瞚開闔目動搖也莊子庚

搣

纓脈各二 王注足陽明脈也近纓之脈故曰纓脈纓謂冠帶也以有左右故云各二

桑林之篇經曰祝爲目不瞚 音義瞚目動也

離合真邪論第二十七

搣 側絞切廣雅釋詁捼也又莊子徐无鬼篇有一狙焉委蛇攫搣見巧乎王搣即抓字又送救秉諫吳王書注引手可攫而抓注引莊子曰橡樟所生可抓而絕

通評虛實論第二十八

蹠跛 蹠之石切亦作跖說文足下也跛布火切說文行不正也禮問喪跛者不踊釋文足廢也

陽明脈解篇第三十

公竹齋

熱論第三十一

譫言　譫之廉切 甲乙經作讝 亦作讝 王注謂妄謬而不次也 一切經音義引埤蒼譫多言也 本經厥論林校因據全元起云譫言者氣虛獨言也

惋　烏貫切 廣韻驚歎也

罵詈　詈力智切 説文罵也 釋名詈歷也 以惡言相彌 罵迫也 以惡言被迫人也
歷也 亦言離也 以此掛離之也

評熱論第三十三

痝然　痝莫江切 與厖通 爾雅釋詁厖大也 本經風論面痝然浮腫

可刺不　不甫鳩方九二切 説文否不也 尚書正義否不古今字

刺瘧篇第三十六

暍暍 暍於歇切亦作㿸玉注熱盛也淮南子人間訓

武王蔭暍人於樾下注武王見暍人之樾故蔭之於

樾下

廣雅釋詁暍煖也

說文暍傷暑也

氣厥論第三十七

柔痓 痓充自切說文無此字廣雅釋詁痓惡也王注

骨痓彊而不舉 按本經厥論痓治主病者林校據

全元起本痓作痙說文痙彊急也從疒巠聲玉

篇痙風彊病也痓但訓惡彊意當定為痙字之譌

虙瘕 虙房六切古伏字伏羲氏漢五行志作虙羲

烏鰂魚骨

食亦 病名亦甲乙經作㑊王注食㑊者謂食亦移易而

過不生肌膚也亦易也

衊 莫結切說文衊汚血也王注同

舉痛論三十九

炅 古迴切王注熱也本經又說文炅見也廣韻光也義別

腹中論第四十

鰂 鯽 昨則切亦作鱡 甲乙經作鱡 說文鰂烏鰂魚也一切經音義引博

蒼鶂鰂魚腹中有骨出南郡背有一骨闊二寸許

有鬚甚長口中有墨瞋則潠人廣韻引崔豹古

今注烏賊魚一名河伯度事小吏 臨海記烏鰂以其懷
板含墨故號小史魚也 摟印今俗稱海鰾鮹者是
尔雅翼鰞鰂狀如革囊背上獨一骨形如樗蒲子而長
名海螵蛸 (王注引古) 本草經曰烏鰂魚骨主治女子血閉

藘茹

茹藘力居切甲乙經作蘆茹(天作閭) (爾雅)釋草茹藘茅蒐 注今之蒨也
可以染絳 疏一名地血齊人謂之茜 (徐州人謂之牛蔓) 摟茜與蒨通 (通)訓
鄭風茹藘在阪 又傳云茹藘 (王注引古) 本草經曰藘茹主散
惡血 (太平御覽引范子計然曰閭茹出武都黃色者善)

瘨 都年切(與顛通 一切經音義引) 說文瘨疾風病也 廣雅釋詁瘨狂也

王注多喜曰瘨多怒曰狂

刺腰論痛篇第四十一

錘　直危切（馳偽）廣雅釋器權謂之錘[illegible]漢律歷

志五權之制注錘者稱之權也

几几　几市朱切說文几鳥之短羽飛几几也象形讀若殊

殊傷寒論太陽病項背強几几

胂　[illegible]矢人切（失人）（說文胂夾脊肉也）廣雅釋親[illegible]胂謂之脢王注兩髁胂

謂兩髁骨下堅起肉也急就篇胂腴胷脇喉咽髃注

胂夾脊肉也

風論第四十二

怢慄 怢他骨切 文選王褒四子講德論 凡人視之怢兮 注引廣蒼 怢忽忘也 後漢書崔寔傳 怢不自覩 注同 慄力質切 廣雅釋詁 慄戰也 詩秦風 惴惴其慄 注慄懼也 王注 怢慄 卒棟寒貌 甲乙經作解㑊 依林校據全元起本作失味

皏 普幸切 廣雅釋器 皏白也 王注 皏謂薄白色也

赫 呼格切 與赫赫通 詩大雅 反予來赫 箋 口拒人謂之赫 釋文 赫亦作嚇 莊子秋水篇 鴟得腐鼠 鵷鶵過之 仰而視之曰嚇 注 嚇 怒其聲 恐其奪已也

於溼

痺論第四十三

疼　徒冬切　廣雅釋詁疼痛也　一切經音義疼下里向　釋名疼痺痺氣疼々然煩也

音騰　易通卦驗多病瘀疼腰痛

痿論第四十四

有漸　子廉切　廣雅釋詁漸漬也　荀子大略篇蘭茝

稾本漸於蜜醴　注漸浸也　漢董仲舒傳贊然

考其師友淵源所漸　注浸潤也　莊子胠篋篇知

詐漸毒　注猶深害也　淮南子繆稱訓良工漸乎

矩鑿之中　注漸習也　按以上數解與本文協合

厥論第四十五

閏宗筋　説文繫傳曰閏〻言搁也若今俗縫衣一長一短者則蹙壘其長以就短謂之搁（集韻搁西當切周禮考工記鮑人注親手煩搁之）字略煩搁猶棲抄　按閏字王氏注不引繫傳云云與本文義合特據取證之他本譌作潤或曰閏與潤同亦非

澀溲不利　本經調經論形有餘則腹脹澀溲不利注澀大便溲小便也林校引楊上善云澀作經婦人月經也

譫之廉切亦作讝林校據全元起云譫言者氣虛獨言也一切經音義引埤蒼譫多言也本經熱論不欲食

譫言注謂妄謬而不次也

病能論第四十六

生鐵洛 洛甲乙經作落 按洛落古字相通 春秋閔元年傳

公及齊侯盟于落姑 左作落 公羊穀梁皆作洛姑

王注鐵洛主下氣

麋銜 麋武悲切 與薇通 字或作蘪 說文麋鹿屬

釋名澤獸也 又與蘪通 爾雅釋草蘪蕪注香草

又蘪從水生 疏 草從水生曰蘪 王注麋銜主治風溼筋

痿 本草一名薇銜 一名麋銜 水經注 魏興錫義山

一多生薇徽銜草有風不偃無風獨搖

大奇論第四十八

癰　本文肺癰肝癰腎癰三癰字甲乙經皆作癰摟癰

亦作𤻗　癰𤻗古字通用　孟子於衛主癰疽　史記作癰渠物

非子作癰鉏　說苑作癰雎　釋名癰壅也　氣壅否結裏

又與壅通

石積也

菀熟　王注菀積也熟熱也　本經疏五過論注同　甲乙經菀熟作寒熱

脈解篇第四十九

脽　視佳切　說文尻也　廣雅釋親臀謂之脽　漢東方朔

王注脽謂臀肉也

傳連脽尻　注脽臀也

甲乙經作鼷

王注又云氣街在鼠僕上一寸則鼠僕

俳瘖　俳蒲皆切王注俳廢也又說文戲也義別

刺要論第五十

泝泝　泝桑故切本甲乙經皮部論泝然起毫毛注泝

然惡寒也甲乙經作淅

刺禁論第五十二　僕蒲木切　王注如伏鼠之形也　內結為腫

鼠僕　僕甲乙經作鼷　字書云鼷字　廣雅鼷鼠屬　詩景命（大雅）

有僕　傳附也　文選司馬相如子虛賦注引廣雅僕謂附著

於人　甲乙經作鼷（音卜）　字書云鼷字　廣雅（釋獸）鼷鼠屬　刪校據別

本僕一作鼷　氣街在臍下橫骨兩端鼠鼷上一寸也　則是穴名（氣府論注）

非病名矣失之

長刺節論第五十五

皮髃 穴名王注謂左齊下字書無髃字王氏釋音

作皮骺骺古活切廣韻骺骨端也（說文骺骨耑也）林校據全元起本作

皮髓

髂髎 髂枯駕切[illegible]腰骨（文選）漢揚雄傳（解嘲）折脅摺拹（脅摺）

髂注引埤蒼髂腰骨也髎落蕭切史記貨殖傳馬蹄躈千（王篇髖也）

（集韻驟馬之髎也）索隱引埤蒼尻骨謂之髎王注骰為腰骨髎為居

髎腰側穴也

害

皮部論第五十六

蜚（蜰）府尾扶沸二切　王注　蜚生化也　害殺氣也　殺氣

行則生化弭　故曰害蜚也

㢹　力稔切　王注　㢹積也　聚也　國語周語　㢹於籍東

南鍾而藏之　管子山國軌篇　泰（秦）春民之且所用者君

已㢹之矣　注　㢹藏也

氣穴論卷五十六

中䐗　䐗　兩舉切　亦作呂　音練則脊也　甲乙經作膂　說文　呂　篆文作膂

脊骨也　王注　五藏俞穴皆在䐗　䐗兩旁一寸五分

國語周語氏曰有呂注　呂之言膂也　急就篇　尻髖脊膂腰背　呂注膂

本篇內解寫於中者十脈注解謂骨解之中經絡也

肩解 解古隘切[illegible]漢賈誼傳治安疏所排擊

剝割[illegible]皆眾理解也 注 解支節也 本經骨空論

寒府在附膝外解 注 解謂骨解

~~兩髁厭 本經骨空論膝解為骸關俠膝之骨為連骸~~

兩髁厭 王注 髁厭謂膝外俠[illegible]膝之骨厭[illegible]中也

說文 髁髀骨也 本經骨空論 膝解為髁關 俠膝之

骨為連髁

氣府論五九

伏菟 [illegible]穴名 菟湯故切 與兔通 甲乙經作伏兔[illegible]在膝

㊂史記六國表安王元年魏敗趙兔臺字隱兔當亦作

菟 又前漢鄒陽傳上覆菟馬下不見伏菟其許屈原天問所菟

在腹並作菟

骨空論篇第六十

譩譆 譩於其切 譆許其切 與噫嘻通 穴名 王注以手

厭之令病人呼譩譆之聲則指下動矣 說文玉篇譩

不平之聲也 譩與悒悒之聲也 說文 譆痛也 繫傳 痛而呼之言也 文選曹

植七啓俯而應之曰譆 注 悲恨之聲也

揄臂 揄餘招切 王注揄讀為搖 謂搖動也 莊子漁父

篇被髮揄袂 音義音遙 記玉藻夫人揄狄 揄讀如搖

搖狄讀如翟 謂畫搖翟之形於衣也

篡閭 篡甲乙作篡閭 王注謂在前陰後陰之兩間也

蹇膝 蹇居偃切 說文蹇[illegible] 蹇越也 釋名蹇蹇也 跛蹇病不能作

事也 方言𨄠蹇也 注跛者行跣踔也 廣雅釋詁𨄠𨄠蹇

也 史記晉世家郤克僂而魯使蹇 莊子達生篇 宣部再

跛蹇皆謂跛 王注蹇難也 失之

楗 其偃切 本篇輔骨上橫骨下為楗 廣韻曰楗也

機 本篇俠髖為機 釋名尻又謂之機 機要髀股動搖如樞

椒也說文云蔎謂之椒

拇指　拇莫厚切說文拇將指也易咸卦咸其拇注足

大指也莊子駢拇篇駢拇枝指出乎性哉注駢拇足

拇指連二指也 釋詁玉篇手拇毛脈注拇大指也

齗　語斤切說文齗齒本也 國語 玉篇 齦根肉也 典 齦通

檿骨　其月切 玉注尾窮謂之檿骨 典 䯛厥通 廣雅釋親髁臀也

調經論第六十二

深斥　斥昌石切廣雅釋詁斥推也一切經音義引三蒼斥 同

王注斥推也

漢司馬遷傳 其次鬄毛髮

繆刺論第六十三

賁上 賁博昆切 新校正云難經四十四難胃為賁門林校引楊元操云賁鬲也王注謂氣奔失之

鬄 他計切亦作鬀剔剔鬄剃 說文鬄鬀鬄鬀髮也 廣雅釋詁剃鬄也 後漢馮魴傳皆自髡鬄剔注引聲類鬄亦鬄字謂剃去髮也 淮南子齊俗訓可以剃毛注剃截髮也 周官薙氏注薙讀如鬀

韓甲乙經作剔

四時刺逆從論第六十四

隱軫 甲乙經作癮疹 玉篇癮疹 癮亦作癮疹章

癮於謹切

忍切與胗通玉篇㾖胗皮外小起也釋名胗展也

癮搔之捷展起也

天元紀大論第六十六

鬼臾區 史記孝武帝紀黃帝得鬼臾區號 佐也封禪書鬼臾區號

寶典宛朐同於鬼臾區索隱黃帝 大鴻死葬雍故鴻冢是也

鬼臾區書作卑區漢古今人表有鬼容區注即鬼

容區也 藝文志鬼容區三篇圖一卷 陰陽家 元倉子作鬼

容郎 晉書作卑區

膠廓 膠落蕭切亦作寥說文作廫空虛也新附

作㾂 廣雅釋詁㾂□也 莊子大宗師乃入於寥 廣雅釋詁寥□深也

天一釋文亦作㾂 □

廹迮 迮側伯切後漢竇融傳置執排迮注迮迫也 排 謂蹙迫

陳忠傳苦相壓迮注迮迫也文選陸機歎逝賦注

逼薄莫而言迮注引聲類迮迫也

五行運大論第六十七

黅天之氣 居吟切玉篇黃色也廣雅釋器黅黃也

本經五常政大論敦阜之紀其色黅玄蒼

馮乎 扶冰切左昭五年傳震電馮怒注馮盛也莊子

知北遊彷徨於馮閎注馮閎皆大也 王注何馮而

迷信失之亦作憑小尒雅釋言憑依也文選張衡

西京賦[illegible]憑虛公子注憑依託也

攉拉 廣今切説文拉摧也摧折也文選左思吴都賦

拉捭摧藏注拉摧折也

眚 所景切左莊二十五年傳非日月之眚易(訟卦)[illegible]无眚

眚 釋文引子夏傳云妖祥曰眚馬云災也左莊二十五

年傳非日月之眚注月侵日為眚(青猶災也)

倮 郎果切亦作嬴臝説文嬴臝袒也礼記月令中央

土其蚯倮 大戴禮天圓篇唯人為倮匈而後生也 周禮大司徒其動物宜臝物

注倮匈謂无毛羽无鱗介也

謐 彌畢切 說文謐靜語也 爾雅釋詁謐靜也

本經氣交變大論其化清謐

氣交變大論第六十九

萎 於為切 一切經音義引聲類草木萎也 詩小雅

無木不萎 禮檀弓哲人其萎乎 史記集解引王肅注

萎頓也

痱胗瘲痤 痱方味切 玉篇熱生小瘡 胗與疹通

丹多新記陰寅日
日晌昭屈良

瘖 昨禾切 說文 瘖小腫也

鶩溏 鶩 莫卜切 說文 鶩舒鳬也 王注 鴨也 李經玉

真要大論 下為鶩溏 注 言如鴨之後也

瞤 如勻切 說文 目動也 傷寒論 筋惕肉瞤 附欽逆

釁 亡運切 廣雅釋詁 釁裂也 方言 器破而未

離謂之釁 王本 經六元正紀大論 為釁 王注 釁微

裂也

霖霪 霪 餘針切 與淫通 王為久雨也 淮南子 脩務訓

沐浴霪雨 禮記月令 淫雨早降 左隱九年傳 凡雨自

櫛扶風

三日以往為霖雨 爾雅釋天淫謂之霖

五常政大論第七十

其病否 否符鄙切與痞脴通 說文痞痛也 釋名脴否也氣否結也

殼 苦角切亦作殼 文選張協七命剖椰子之殼 注凡物內盛者皆謂之殼

颾 所櫛切與瑟通颾 秋風也 楚辭宋玉九辯 蕭瑟兮草木搖落而變衰 註陰氣促急風疾貌也

蛆 七余切 說文作胆 蠅乳肉中蟲也

黔 於金切 說文黔雲覆日也 玉篇黔今作霒陰

大戴禮官人篇考其黔易以觀其誠 注陰陽

猶隱顯也

粃 卑履切 亦作粊秕 說文粊惡米也 秕不成粟

也 家語相魯篇是用粃糠

閟 兵媚切 詩閟 閉通 我思不閟 傳閟閉也 閟閉也 王注閟大便

秘溷不利也 廟

狢 下各切 亦作貉 論語 與衣狐貉者立 韋作狢

郭傳引作貉 廣雅釋獸 穆天子傳白狐玄貉 文選

謝惠連雪賦御狐狢之兼衣注引論語狐貉之
厚以居作狢
敶 敶 敶古陳字王注 集韻作敶
疰 之戍切與注通 廣雅釋詁疰病也釋名注病一人死一人
復易氣相灌注也說文上部斁傳 [redacted] 曰又若醫家之言病疰故有鬼疰言鬼氣轉相染著注也
雺 府文切與氛通文選張衡西京賦消雺埃於中
宸注雺埃塵穢也本經六元正紀大論寒雺結爲霜
雪注寒 [redacted] 雺曰氣也其狀如霧而不流
脘 古滿切說文脘胃府也本經通評虛實論胃之募也

注引中誥中脘胃募也 按甲乙經有上脘中脘下脘三穴

均俟互勘之

皮痹 痹五罽遝切 廣韻痹也 雅釋言痹

六元正紀大論第七十一

霿霧 霿莫紅切亦作雺 説文天氣下地不應曰

霿地氣發天不應曰霧 霧一滴稱霿作雺 易稽覽圖

雺与霿也

退辟 辟毗義切與避通 經傳多作辟

臚脹 臚力居切 藝文類聚引韋昭辯釋名云腹、

一二〇

又曰[illegible]神來時天為之殷殷雷鳴 文選

肥者曰臚又甫無切與膚通急就篇寒氣泄注腹

臚脹注腹前曰臚又甫無切與膚通說文臚皮也義

徽別

雷殷 殷亦作磤[illegible]於謹切 詩召南殷其靁廣雅

釋詁四磤聲也一切經音義引通俗文雷聲曰磤詩召

南殷其[illegible]靁傳曰殷靁聲也史記封禪書其殷聲[illegible] [illegible]瓚曰聲也

司馬相如上林賦殷天動地注猶[illegible]也 殷 震 [illegible]索隱[illegible]

何晏景福殿賦聲訇磤其若震注引毛萇傳曰磤雷

聲也

焰

鹵 郎古切 西方鹹地也東方謂之斥西方謂之鹵 鄭子天也

口鹵人作鹽 春秋說題辭 廣衍曰大鹵

易說卦兌於地也爲剛鹵 釋文 鹵鹹土也

翳 於計切 方言 翳掩也 廣雅釋詁二 翳障也 楚辭

王逸 遠逝 攀虹旌之墆翳兮 注 墆翳隱蔽貌

又作瞖 瞖目病也義別

焰 以贍切 亦作燗 燗燄 王逸注 焰陽焰也

皺揭 皺 七偽切 玉篇 散皺也 一切經音義引埤蒼 皺

皮散也 柎皮甲錯 廣雅 厚也 曰 皺揭 居謁切 說文 揭

至真要大論
第七十四

高平也

[目彭]〻 薄庚 [目彭]蒲盲切 玉篇[目彭]䁅目賬貌

目眛

眛亦作眜 莫佩切 説文眛目不明也左傳二十四年傳目不別五

追之章為眛

[illegible]熛 甫遥切 説文熛火飛也春秋文耀鉤赤熛怒之

神曰熒惑一即信言義引之養原遂大曰熛

膹 房吻切 王注膹謂膹滿

著至教論第七十五

礔礰

礔 普擊切 礰郎擊切 與礔礰通亦作霹靂 礔 礔歷

說文震劈歷振物也

釋名霹靂辟歷析也所歷者皆破析也爾雅釋天

疾雷為霆霓注雷之急激者為霹靂一切經音義

引蒼頡篇霆霹靂也霹靂西京賦霹靂激而增響

陰陽類論第七十九

濂水　濂良冉切濂水王氏無注林校引全元起云濂水者七月也楊上善云濂水靜也七月水生時也說文濂薄冰也一曰中絕小水

方盛衰論第八十

菌香　菌渠殞切楚辭屈原離騷雜申椒與菌桂兮注椒

王注菌香草林校據全元起本云菌香是桂

解精微論第

全

菌桂皆香木 左思蜀都賦菌桂臨崖注引神農本草經曰菌桂出交趾圓如竹為衆藥通使按即今肉桂也

又菌或作蕈說文地蕈也義別

有毚愚仆漏之問 毚士咸切說文毚狡兔也王注 廣雅釋詁毚猾也

毚狡也愚不智見也仆頓也漏脫漏也按此四字文義不類林校據全元起本仆作朴則此毚字當與儳通

儳解玉篇儳芳白切急疾也礼表記儳焉如不終日

注儳焉可輕賤之貌也或有相通一切經音義儳

遂注非次而言也礼記長者不及毋儳言是也二義皆可通

儳倉陷反

公竹齋

孫家振檢字

從刻後每排六字爲例

素問難字略

坿慧琳大藏經音
義摘其一二字

不妄作 勞 林氏引全元起曰 不妄不作 文
食飲有節起居有常 全本云飲食有常節起居有常度
皆相對 作上古 有常度
語若經典上文數度
下文俱去聲 後漢書
范傅 度 ... 可
居有節 大氏 安作
甚 ... 五 ... 陽
一本安作 ...
无武于切 說文
青 ... 無也

素問難字音義

上古天真論篇第一

徇齊 上辭閏切 史記同 索隱引家語五帝德及大戴記並作叡齊 史記徐廣云作濬 下並音 ... 切

迺 奴改切 爾雅釋詁 迺乃也 郭璞曰 迺 ... 之夏小正乃衣裘 初學記引大戴曰乃衣裘 ... 衣之義 ... 年人作乃衣 ... 衣之義也 知乃字是衣義

恢 徒臥切 与惰通 安緩也

老閑 戶閒切 ... 閑 ... 華嚴音義 ... 聞 ... 也

說文 閑 ... 也 ...

隨

解 工佳責反 下通婿

敽 眦咎切 王注 敽者也 雲[illegible]五十[illegible]偏乃者天地

[illegible]壽[illegible]年注壽[illegible]至[illegible]與[illegible]形[illegible]者之[illegible]

[illegible]民[illegible]年[illegible]作[illegible]字[illegible]迅[illegible]堅[illegible]吉[illegible]先之敽[illegible]

敽者之

嗔 [illegible]真切 [illegible] 本作嗔[illegible]之 [illegible]作人切 本作嗔 [illegible]

[illegible]潤[illegible]二

埔[illegible]格切[illegible][illegible][illegible]年[illegible]埔[illegible]

埔[illegible]月令仲冬[illegible]埔[illegible]長[illegible]

玉篇嘶声也
喝 韵同 彼經音義
王注大呼出聲是
讀作 知之喝
字見廣韵 有所書
音古 歎大呵
噫之謂 廣雅曰 聲也
出也 史記司馬如
如傳 橫人歎聲
徐廣曰喝 烏蓋反
漢嗚 玉篇
大呵 出聲
其字乃怒喝
之喝 此也

窕臯 上直道反 音皋 下苦道切 又木枯也

獨沈 持林切 林夜 揭沈 大鼕作沈濁 周礼天及酒正五齊三曰沈齊 注沈者成而澤沈如

生氣 直道 天論第二 今告道清酒

纈 胡結切 無腰 直一切 於音義引要用字苑腰

菾肥也

剬張 知兖切 俗作若 剬張大之

辟積 上芳益反 下子昔切 襞積 積 襞

汨 汨 于筆切 從日 水流 汨羅 州 以日為 屈原 投

方莫狀切 此 此義

痓瘲 上昨禾切 下子宋切

足生大丁 此言膏粱厚味足以致病毒之大丁 大丁大陽之部相似者 可全病如此

皶 疑皾之訛 側加切 與揸通 又 ...

溫病 ...

洒淅 亦作洒淅 ...

魄汗 王氏無訓 ...

魄之言 ...

靈 林 ...

中林授曾見刻本⿱雨重⿱雨重作衝衝非從⿱雨重當音衝也

王氏⿱雨重字是音亦釋作氣之往来是以易讀之往来 昌容切音衝又音

為初蒙音以⿱雨重為衝之集韻杊憧音湍窃切音怺

杊松音洪容切音鍾則易憧之之可音中西收矣

陰陽則

⿱雨重之篇海有此字音中明然

瘠鳥

崇澤上蘇谷切寂音義引若訪尚書史之王

注皮膚潤澤之氣皆散失之指瓜病矣及身搖枯瘦

皮膚甲錯者也此義

靈臺秘苑第八

瞿瞿九遇切說文鷹隼之視也徐曰驚視皃

詩唐風良士瞿瞿礼玉藻視瞿瞿梅梅 視容

六甲藏符第九

羅極上符羈切蒲糜切五子依臣不平之疑

五岳藏真秘錄第十

胝腸上竹尼切下母救切 下辭 與胻沒通

朝夕上直遙切孔穎達文日月字記

水經文曰澀汐

徇蒙招尤徇辭閏切賞身殉物無徇道書伊

訓徇于貨色栖弓不弦于田徇乎哉

胠閏卿反腋下之花有脇以應為

移精變氣論第十三

儻貨乎儻叱鈄切債也時儻貨之義也大鄙

湯液醪醴論十四

莝且臥切斬草曰莝言去宛陳莝之斬草而

者去積之草之義

診要經終論第十六

公竹齋

懺著林校 目叢巳
別本懺一作
懺又作擻

周禮記參分去一
又參分其股圍

目瞏衡 許氏說文目驚視

脈要精微論第十七

眴仆上胡縣切說文目搖也亦作旬與絢聲近與眩

素問六微旨大論第六十八 義同

參伍上倉含切下蘇古切三相參為三五相伍為伍易參 說文

伍以變錯綜其數周禮輪人上三正注三讀為

參分人並其力而三均注有參讀為叉參

周禮天官設其參注傳曰伍注參謂卿三人伍謂大夫五人

玉機真藏論第十九

林按熱入經而濡
前

㊄㊐參伍錯綜皆古
語而參伍尤難曉揚雄
子云太玄規模別設參伍以
參觸非子曰參之以比
物伍之以合參建記曰
參西伍之 又曰參伍
不失其書曰參伍
其實以類相準此
足以相發也矣

夾窮 乳究切 王氏手亡通以辯史記皆負搜修書之籍抑

三部九候論第二十　偏附及類

參伍不調　上蘇甘切㊥　甘說文並相參為三五相伍

參伍　易參伍以變 錯綜其數 文本義參之三數之伍五數之也 下文參伍相合而調之同

蠕　音如允切 ㊥ 蝡 ㊂ 荀子蠕而動 蠕蟲蠕動 蠕

徐動之

藏氣法時論第二十二

㑊 ● 烏來切 蟲之熱之

寶命全形論第二十五

餺食　林校据令之鄣本作飩食又据古本作

飥食

名亡所出　興神真詩司馬還放任少猶畫　太上不

屢生其沒不辱身生與身猶　陸機纂圖歌

真先三字通〔一字〕　杜彭衍德自出詩若去文

之室則先只通過下文無冊出門

瞚　輸閏切　說文開闔目數搖之　莊子庚桑楚　終日視而目不

雜合真形論第二十七　瞚注曰動目瞚與瞬通　列子湯

泣所力切也通　問篇紀昌學射於飛衛之言

先學不瞬[illegible]可言射矣

抓 側行切 廣雅 搔也 又搔 文 莊子徐无鬼 有一狙焉 委蛇攫抓 見巧乎王

通評虛實論第二十八

蹠跛 上之石切 說文 足下也 下 布火切 又 彼寄切 周禮注

亞跛 注 跛 不正也

陽明脈解篇第三十 說文 罵詈也 釋名 罵詈 屬也 以惡言相彌屬也 史記魏王 罵詈

罵詈 力智切 說文 詈 罵也 說侯 罵臣

刺瘧論第三十六

暍 於歇切 傷熱 亦作 瘍暍

氣厥論第三十七

莱痓 痓書作痙王注曰痓强也不舉按痓

但祁

書作痙本作瘛說文痓作疰玉篇作痓據今之郭本痓作痙

食餘 亦美稱見上 諸美善食瘦人謂之食秣其據甲乙經

入作又王注曰善食瘦人也善食義不見

甲乙經作又謂這下文

蠘 說文 莫結切汗出也

舉痛論第三十九

炅 吷 迥切說文見也王注熱也唐韻之

悉今之書作耿

抓側狡切廣雅搔也又搔犬莊子徐無鬼有一狙焉委蛇攫搔見巧乎王

通評虛實論第二十八

蹠跛上之石切説文足下也下布火切又碑寄切圖經云

亞跛注跛不正也

陽明脈解篇第三十 説文罵也釋名罵詈歷也以惡言相彌歷也史記魏王豹曰

詈力智切[illegible]罵詈諸侯群臣

刺瘧論第三十六

矚〻於歌切[illegible]瘤燭

氣厥論第三十七

痎 伏熱處乃喜處 幾又浮出脈也 亦作處脈

蛾 一無㊀ 等 強 意 說文 瘧 猶 寒 之 熱 瘧

害作瘧 本作 厥 病 瘧 作 主 病 甘 林 據 今 之 說 本 瘧 作 瘧

食㑊 亦義同見上 本義 善食而瘦入 謂之食㑊 其 ㊀ 據 甲乙經

入作 又 王 注 ㊀ 善食而瘦入之 本 義 不 為

甲乙經作 又 說文 連下文

蛾 莫 結 切 說文 ... 汗 出也 仲 景 言 ... 說文 ...

擧痛論第三十九

炅 古迥切 說文 見 ... 王 注 ... 之 ... 之 ... 俱 ... 音

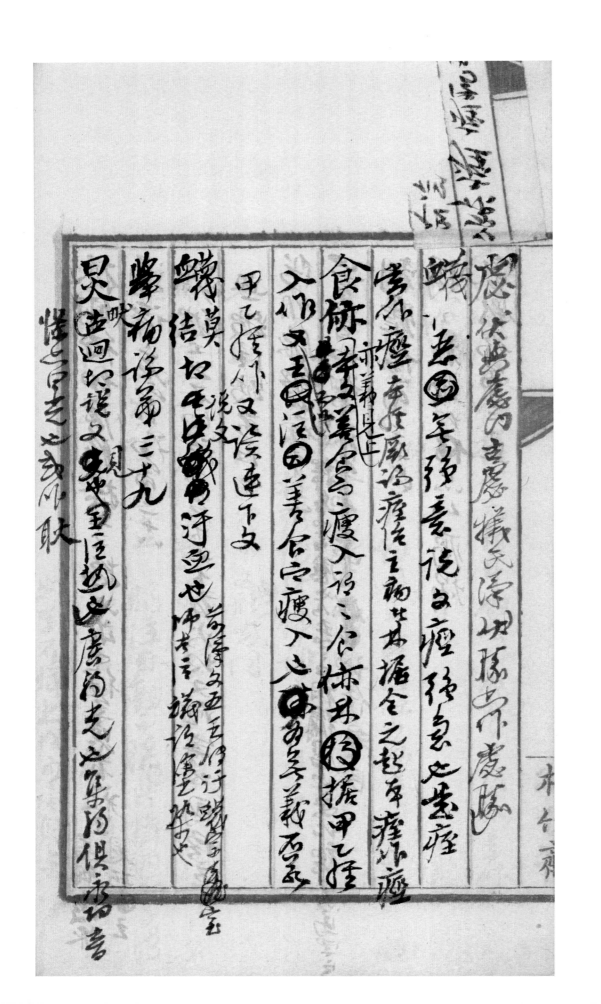

怪之 ... 之 ... 耿

不能左右動搖
正與傳上絇相應
仲景几几二字正
用此詩相揆者釋
者誤為殊說几
文几鳥之短羽飛几
几也象形誤若誅
此與頁部之義不合
注甚誤也

烏鰂 下昨則切

藘茹 上力居切 藘 藘草名

刺腰痛論第四十一

錘直危切 稱錘也 几 象形文作几 鳥之短羽飛几几之 象形誤若誅 [redacted]

几几 隹續詩瑄神流有赤舃几几 詩几有踐義為上之絇取義於拘在屨頭上 取以為飾戒其象絇直故曰几几且詩傳言拘皆謂几几絇拘直

胂 新仁切 玉篇夾脊肉 廣雅膂也 王注兩髁胂

謂兩髁骨下堅起肉也 與廣雅膂義合

風論第四十二

怢慄 林氏據全之起本作失味 甲乙經作解㑊

癘疫　牡崇云字讀揚氏漢語抄云癘疫

者皆述如疹依也又見也云可知字讀

皯　萬本切皯黯白又深落色也

炲　杜來切塵炱炱煤灰集屋也

痺病第四十四

疼　一切經音義疼痋肜三形同徒冬反又引聲

瘰

瘻病第四十四

右漸於堅子廣幼流之也茘菱棗　樹柳條

集韻擱而宙切
尼吉俗字頗類
擱猶攬抄

閶宗韻 小雀曰閶ゝ之言擱也儒均反若今俗謂
衣一長一短則蹙其長以就短ゝ之擱也正與本
文意相主乘音之相持國中支字而從其脈不引
救足蹙不用之義均合
嚴論第四十五
譫〔曰〕之廉 於林氏（䛳當讀言也）據令之趣本云譫言其氣意
指言之無譫通譫ゝ之廉也
病丝論第四十六
鐵落 通作落 郎閣切 林據甲乙經鐵落作鐵落

公
齋

訪謗子嬴也
六位訪落

痎 公及痎瘧 二日 一落瘧 公穀 瘧 二日 瘧

脈 駢 脈 第四十九

脽 視佳切 尻脽 臀 因之 脽 又云 者 高起之名 漢

書 武帝紀 立后土祠 汾陰脽上 師古曰 以其形高

起 如人尻脽 故以名云

俳 蒲皆切 雜戲 又 俳優 俳 笑 是 優俳 一物二名之

長 刈反 湯 第五十五

髂 各 此字 左 其 脂 通 偕 切 說文 牛羊 曰 脂 豕 曰 膏 脂 也 疏 脂 亮 脂 見 文選 楊子 雲 解 嘲 折 脅 摺

骼 骼 工 枯 切 下 …… 膀 肋 骨 也

史記貨殖傳集解馬蹄躈千 合 徐廣曰躈八髎

皮部論第五十六

廩 力錦切 王注廩積也 新校正云按華嚴經音義引

鄭玄周禮序官廩人注 藏米曰廩 東南鍾字藏之注 序

氣穴論第五十八 以藏其穀曰廩 以率本殖 明其文之藏穀於 脾胃之義

中脂 兩筆切 膂也

兩髀厭 王注在髀樞後 林按甲乙經在髀樞中

兩髖厭 王注髖厭謂髁外俠髁之骨 髖厭中穴人

即兩髁骸 當兩髖厭 連髖 下文髁解者髖也 因俠髁之骨為

廾

揄臂 王氏注揄為搖 謂搖動也 又謂或為抱或為揄

瘥 共瘥也 巨建切 史記河渠書云下淇 淮南子人 [illegible]

楗 巨偃切 下文 輔骨上連骨下為楗 [illegible] 廣雅云楗也 [illegible]

拇 莫候切 蹊也 [illegible] 或作 [illegible] 或云拇蹊足 云拇也

齗 魚斤切 齒根肉 通作齦

橛 居月切 足 釋言 橛 [illegible] 杙注 橛也 [illegible] 樴直 一曰 木也

深 之 或 [illegible] 切 度深 [illegible] 曰深 周禮 [illegible] 以 [illegible] 深

滛渡 王氏引 [illegible] 經曰滛 [illegible] 渡 [illegible]

梢 上 [illegible] 云 [illegible] 經 [illegible] 婦人月 [illegible] 也

繆 [illegible]

莫枸切 通作膴 [illegible] 背
肉也 廣雅 [illegible] 脅側
三肉也 [illegible] 或作 [illegible] 九
五 或 [illegible] 蹊 [illegible]
易 [illegible] 在 [illegible]
膴 馬云膴 [illegible]
也 [illegible] 云膴 [illegible]
[illegible] 肉也 王云膴
在 [illegible]
附 二
或 [illegible] 蹊 [illegible] 肚也

鬄易他計切玉篇鬄之本字剃々爲俗書爲鬀結

注引聲類鬄易音他計切剃去髮鬄訓髻

頌鬄易彼東南鄭讀作剔詞律也

補

谷氣通于脾 吉詳卽無穀通訓此下言之谷作谿

谷々言穀々生也生長之氣也下文言水穀之氣鐵

寔人以流別此文穀字當作穀字

天元紀大論篇第六十六

鬼臾區 區丘侯切按漢書長沙區區葉廣的

郴州之區姓本於區治王莽時人又古之善

劍者名區冶 漢書古今人表有鬼臾區師古曰即鬼容區也臾容声相近

逴 文選陸士衡嘆逝賦注引蒼頡 逴遠也 阻極

切

五運行大論第六十七

黅 居吟切 黄色

馮 音扶冰切 盛也 [illegible] 大也 昭五年左傳注 馮盛也 列子

說文字在膚從肉作膚
臚 膚 字 竹 臚
釋名 臚 膚 日
肥 臚 徐
曰 此 諺 為 臚
右 映 之 映 臚
借 也 言 語
稱 臚 言 相
布 其 臚
句 傳 其 曰
上 傳 語 告 下
曰 臚 此 皆 讀
為 敘 之 (?)
之 義 也

潛南篇屋潛大也

摧拉下盧合切一摧拉言義郎答反左傳拉公幹

下殺之

僄方妙切輕捷也 僄欽三百乙丁十字人 之長

謐彌畢切說文靜語也一曰無聲也 淳至帝時

內外宗謐 魏志東夷傳海表謐然

氣音無大海而丸

瞷戶閒切說文目搖動也今謂眼瞼動為瞷也

璺亡運切磨為破璺方言秦晉之間器破而未離

穀　䨲上

本作穀文選七

命剖椰子云

殼注凡物內

盛者皆謂之

殼

未詳何云興云廣雅殘也王注依殘之義本此

五常政大論所本字

䨲　於人物也陰（王冰注古文字）[illegible]　說文雹霰也　集韻[illegible]亦作霅　廣韻作霰

粃　卑履切　秫秕　此字

貉　莫白切　貉之論[illegible]貉貉其云無元[illegible]貉

穀　（池郊切）古陳字　玉篇作穀或作（又）[illegible]

痤　王氏等云

痤　才何切　小便曰[illegible]字之言痤[illegible]相集

注述

廣韻竹筆切雷
史記封禪書又
從東南來
神哉此而出哉
集
聲若雄雞
祠嘅則若雄雞
其聲殷云臣瓚
曰殷聲也云足句
之祠見則葉君神
來時天爲之殷殷
雷鳴

瘖五還切廣雅瘖也

六之正紀大論第五十一

雷殷倚謹切雷聲殷殷也詩云殷其雷傳殷雷聲也

一切經音義引通俗文雷聲曰礮 韻府拾遺五音集韻十二吻有此

字彙云此應作殷

翳壹計切方言翳掩也與翳同一切經音義引

三蒼瞖目病也又作瞖字下引郭璞三蒼注瞖

目翳病也

皺之倚切一切經音義引埤蒼皺皮皺皺之樹

皮甲錯廣雅皮甲爲皺

寢汗痙　本文太陽病玉函寢汗痙此中痙之至汗甚也信寢論

無汗從剛痙　有汗從柔痙列舉諸條外痙實即此汗痙之

病玉注寢汗睡中汗若從誤乎為盜汗王氏

之意亦從此從之而可誤乎

也其可大論節五十四

爇　為燒也一切經音義引說文爇燒也火

僖二十八年左傳爇僖負羈氏

爆　必角切說文火裂也燭同五帝南方曰赤爆

德陽新語五十九

溓水 良冉切 玉篇大水中絶小水出也

方盛東陽第八十

菌 奇殞切 莊子逍遙游 朝菌不知晦朔蟪蛄

雜申椒與菌桂兮

胡粘作謌第八十一 [illegible]

崑[illegible]圍[illegible]奉[illegible]漈、[illegible]虎[illegible]稷也

松竹齋

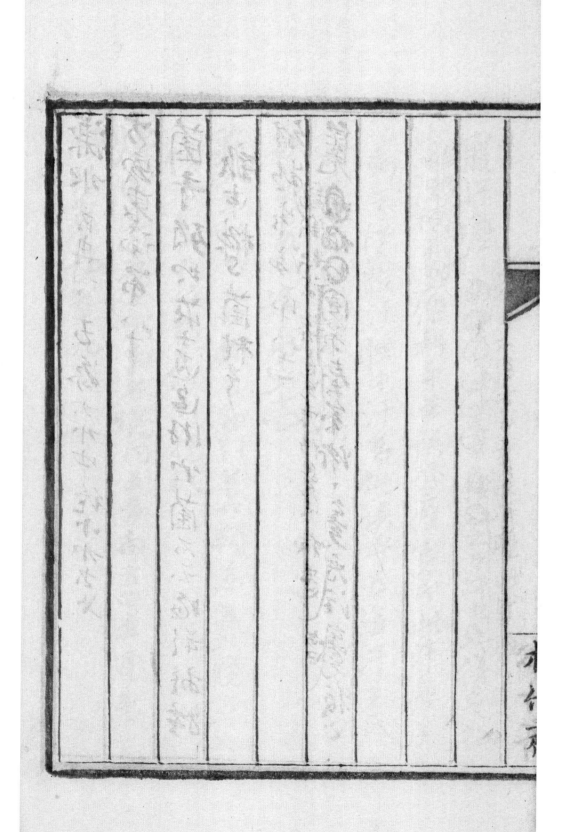

蒼頡篇劇甚也
集韻云病劇
增甚之義

越婢
婢若脾字
之訛越脾
考芮越脾
亂於趨趙
之躁也
吃言摇

翻刻宋版僞字論 明趙清常本

辯 俗作弁第一

劇 藝 珠一切經音義考證反方言云病少愈字亦加

刻之形誤王云劇甚也從刻其形有之考之从刀从豦聲

乾 魚傳切王氏脉經乾脉中央宜如此字

金匱要略乾 …… 本當作……

革 說文力切說文云 …… 注草字 …… 華字注華意文

褺 直立切汗出兒一曰小熱之小雨不輟也

餲 餲字之訛 臺掍餲不得其說所餲

鬪 魚均 餲一結切言臺玉篇食不下也說文飯傷濕也

考傳雲出傳說餲在於前注引餲甚言 九思切

唱 長笑兒氣餲鍺

玉篇乙昌切 廣韻烏沒切 說文咽也 徐鍇注咽中息不利也

清岳本 亂擾槍塞中將出

瞼 眥作瞼 眼弦也

平聲法第二 集韻水部文

瀶 敕尚切 木華海賦 涸溭渟淳瀶漯淫澇 [illegible] 又 [illegible]

𡅖 後漢書 [illegible] 澇濩湟水清高注言流色也

翕 奄沈 以水灑之 濼 [illegible] 于攻柙叢 [illegible] 葉被切 [illegible] 郭 [illegible] 云 引

滈 辛涸 灑濇瀣也 亦郭野王云以口含

慄 卑積 水積之也

肕 肉緊 薄鮮 皺 [illegible]

瘻 上倚謹切 下 [illegible] 止忍切 [illegible] 瘻病 俗 [illegible]

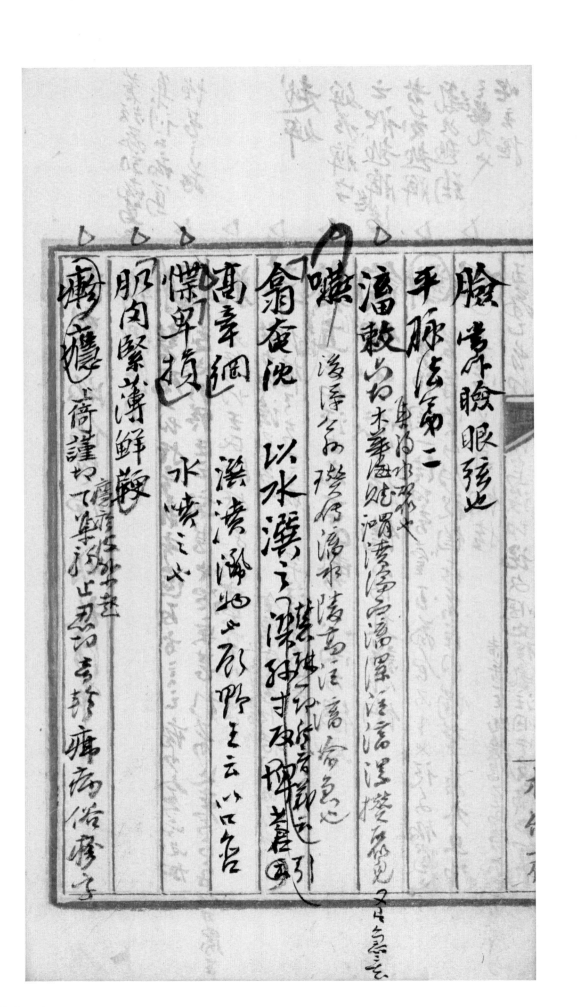

注作存侍衛
及錯字音
集韻痓一見
風病並已誤
痓為痙矣

瀨 以酪為酢字時俗相承之誤也 玉篇[illegible]也 [illegible]醶[illegible]
酢淡酢濁污 陽書[illegible]傷寒[illegible]見[illegible]

酢吞 倉故切 音措 說文醶也 從酉 今人以此為酬酢字 反

甲錯 集韻又納切 音臘 物種麤也 ■[illegible]錯[illegible]

傷寒例第三 山海經 [illegible]山有獸 其狀如馬 一角有錯 注言角有錯
甲錯也

從立秋節後 霜降節以前 立春節後

凡傷寒之為病 熱病字誤 由
若山海經[illegible]之中 有[illegible]

辨痙濕暍脈證第四
日去痓[illegible]

痓 集韻 充自切 廣雅 痓惡也 此痙字之訛也 痙從[illegible]

辨太陽病脈證并治上第五

八八

[illegible][illegible]

辨太陽病脈證并治中第六

清便　清與圊同

清血　與注清廁文

辨厥陰病脈證并治第十二

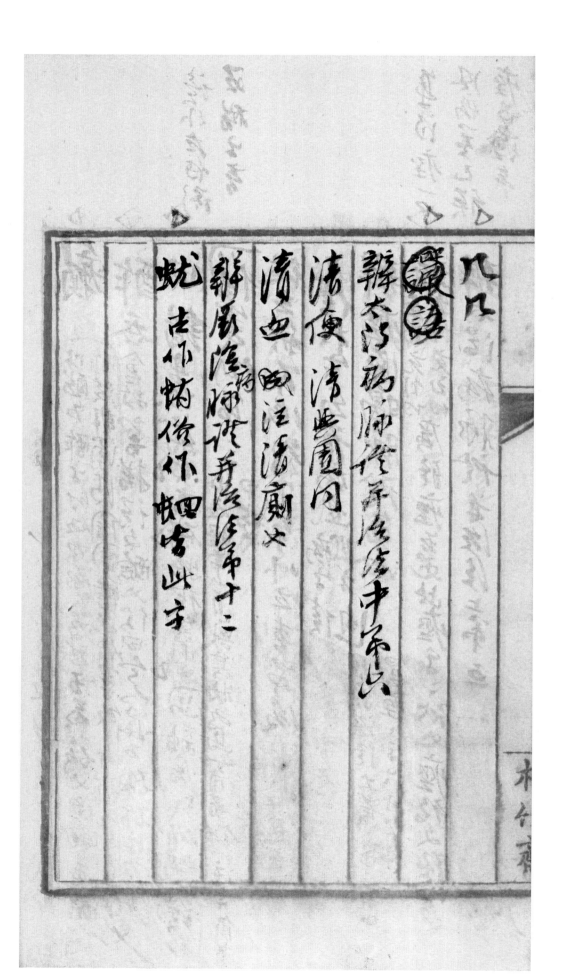

蚘　古作蛕　俗作蛔　皆此字

金匱要略　宋趙以德衍義名曰金匱玉函經

欬難　別本作欬難

槃飪　此章云槃飪之邪從口入者宿食也下積

聚章云病有積有聚有槃氣[redacted]槃

氣者脇下痛按之則愈復發爲穀氣槃字

疑是槃字之[redacted]有穀字疑槃或[redacted]穀字之訛　有槃字

於病爲水邪說文、槃側出水釋名、槃猶傾

文側飯傾水漿也前章既云邪從口入則飪

於傳飪即食之從口入者也槃爲水邪即飲之從

口入者也。黎〇為黎，似可无疑。再案金匱痙

條為曰：條後水流在腸下，旋轉引痛諸言

餘此臨積於熱黎之言，腸下痛亦〇，若但作

寫卜級一痛當在腸而當而之也。字彙補

讀黎為黎，印引金匱黎黏之稱〇。黏為

大氣也。六經傳人得言誤，粘為飥，容易見，飥與

粘為飥，以黎亦當為飥，故曰黎飥之云

稱者也。趙氏以黎字无釋，徐忠可在經粘

黎氣者，故為穀〇氣。夫穀氣〇者，當氣也。徑

内經所言穀氣，即是胃氣，乃氣之善者。
穀氣不能下，痛必痛，必而在腸下，其能脳腸
下痛者，何非穀氣所能，徐尤諸語穀氣即
是食積不消，穀毒之氣，挾留肝氣，故病
在腸下者，其並非善之氣，便可名為穀
氣。氣指當宗金鑑忘而穀氣當為穀蘂 穀
氣生於飲積，腸下痛也，按之則止，不按復痛，以
水氣行指聚結，故痛暫止之，是亦以穀
為飲積所致也

痰飲 痰字始見於此

南史沙門釋慧琳貌黃於宋文帝遂參權要朝廷大事皆與議遂著高屐披貂裘置通呈書佐權侔宰輔孔顗嘗候之遇賓客填咽暄涼而已顗慨然曰遂有黑衣宰相可謂冠屨失所矣此又一慧琳與唐憲宗時之慧琳相去二百餘年

新收一切經音義
序處士顧齊之
慧琳法師俗姓
裴氏疏勒國人
以建中末著經
音義一百卷
約六十萬言
序作於開成五
年九月十日
又有試太常寺奉禮郎
景審序中云國初
以開元格一
切經音義凡二十
五卷後之翻慧
苑法華經音

慧琳經音義又名大藏音義一百卷
毫釐上胡高反下力知反九章算經云
凡度之法初起於忽十忽為絲十絲為毫十
毫為釐說文毫釐二字並從毛毫從豪
省聲氂從犛省形聲字也今作豪氂非
本字假借用之
趺跌甫無反俗用字也正作跗跗經作趺云
足上文
四踝華瓦反考聲踝頭骨云踝足側高處也

義二卷慈恩於開元釋教錄

四聲篇又云
近有元庭堅韻
英張戩考聲
切韻今之訛音
取增修大略
以先家字書釋
證以字諸玉篇
說文字林字統
古今正字文字
典說開元文字
音義新韻七音不
該旁氏咸討
以達也未集劉
昌宗和二祀方就

也蠢動之貌蠕若也肉作蠕躅
脛風穴反玉篇脛是跳𨁂音未詳也
說文足斷也肵音本从肉从遲省聲也
腓音肥
腨遄耎也文字集略云腨腸也說文
足腓腸也或作蹲踹膊四形並同从肉
臍中字書云臍腹之中曰臍
脛烏臺反埤蒼云在村之言足字腫
路也從肉從各聲路音各

以此字本三致合
而治之亦字注云
底樣莊菁趨
貞元甲年遷元
和五載杪從之
和十五年既年
喜秋八十已四大中
五年已入秦請入
藏
又云周跋記中
遺存入於中求
甚樣經文義
付與山幸
其鄉谷寶洲序
云元文二年十卯
乾隆二年中

肉部膊膞莫反字林云膞膊脯之說文有脯
也從骨從博省聲經多從月作膊非也
音普各反鄭注禮云披割牛羊五藏謂之
膞非經義脾音毘卑反從甫從寸
頭頷上他侯反下含感反方言頭頷至名也文
字集略云頷文說文輔車音也
頰頷上兼葉反唐韻頰輔之玉篇云目下耳
前曰頰下平極反方言頷頰也說文從頁
從頰省聲經從實作下從頰從手也

捭箄上亭卑反雲從風揚也捭拓也顇

英動也虜牲振也下居圍反字書云趣

今為走也

劌若

唯此惟癸反古人云唯今云諾一音也鄙

言云唐韻也唯恭禮諾也

欠欲書去桂苑珠叢云引氣張口欠款

釋文張口氣悟也象气從人上出之形經文從

口作呿踵去也非此義也

等涌　下容腫反　孫愐云　水泉衝上涌騰也

玄不湯

不眴　玄絢反　玉篇目動也　王逸注楚辞云　眴

視皃也　旬音[illegible]余

醫閭　伊計反　爾雅云　醫蔽也

蟜宮[illegible]　上居夭反　考聲云　蟜妄也　鄭注周礼

詐也

劆限　恪細反　考聲云　分互也　韻銓云　劆

也　韻英云　作齧　又齧何注云　齧細反　字書　限也

倭傷用也

又於恡下云
力陣反孔安國
注尚書云悋惜
也方言貪而
不施謂之悋

㤪懅渠鎮反廣雅懅慙也謂羞惜也考

聲貪也亦作悋 又於慳悋下云佞行反韻英云慳悋固惜也

充溢下寅一反字延盈也賈注國語溢滿也說

文器滿也

甚惱上時枕反說文尤安樂也

紩辦蒲慢反韻英辦具也說文從力辡聲也

辯音皮免反

定意辯皮免反廣雅辯慧也亦言捷也

滂渟屠丁反說文並從水形聲字也

骨髓蘇紫反字苑云骨中脂也

脬胃上音包考聲云盛小便藏尿脬也

屎尿上音始字指云糞也經從米作字

也說文從尸尾矢聲也下尼弔反考聲云腹

中水也說文從尾從水經從尸水略也非形聲字

痰膿上噉甘反考聲云胷膈中水病經作

淡非也下奴冬反濃血也

憺怕上徒濫反下普百反淮南子云惔恬也怕

靜也經文從水作澹泊非

與字已第錄 8

樝擊上 但加反 廣雅云 樝取也 釋名曰 摣

又也 西 掐 俱結 又取也 或作 叡 從又 在部 相从手

叡声 叡 肯 叱 介反 下 呂 莂反 劉葉 云 擊也

之 釋名云 擊 制也 制 頤 頭 之 使令 順己也

濇 燭 田 仆反 案 韻 爲 清 勇 決也 劉英 按

也 從又 滿也

所詮 考声云 殺也

有 横 獲 遑 切 考声云 不順理也 字書云 非

理 字本 田 横 從文 從木 葉 声也

便悲也上此緣反菊注偏旁辯也声類偏也説文

足之人有不便更之以人雯經爪便作之

㾺踬上力中反許叔重注淮南子云㾺痛也蒼

頡篇云固疾也説文痲風病也從㾺省

聲儽力罪反考声云極儽倦月也廣雅曲

疥也説文匡也從衣聲者也

懈倦懈義疲也下

下佝句侯反集訓云佝身從嫗曰佝考聲佝

也不佝

公行齊

辛發說文醱文或作發論也

瀨隄上勒偪反聲石勒也說文瀨急

也从水賴聲經傳作瀨發從道下徒臥

反廣韻瀨隄瀨也說文不載也从水隋聲

聲惰

瘖病、上唐界反、集韻云、胃脘中水病也○

經文作濟沫之○此乃去聲○無所是也○

瞻貌式閻反說文云臨目也

脃銓歲反說文肉耎易斷也从肉从絕省聲以

名作脆也
沮壞 上慈與反毛詩傳云沮猶壞也廣雅沮也又牆呂反下懷怪反集訓云壞敗也
翳 伊計反韻英翳蔽也廣雅障也
繳 之若反考聲云繳系射繳也集訓云繩系也廣雅綸繳也
街巷 上音佳考聲云都邑之中大道也下學降反毛詩傳里閭道也韻英小街也或作衖衖古文也字書亦巷也

身分　扶問反玉篇云限量也從文分別也

入分齋　上符問反下側皆反韻作劑

跏趺　上音加下音夫皆俗字也整瑚量坐

法羔別非一今略舉一二明四威儀者之

佛言

謎　弥閉反

道檢　居儼反語以道檢以散言道檢若為

為云檢法衣以揀也

痱瘡　上腫也

兩膊又作髆同補莫反說文膞髀髀也三蒼

腓腨之後名爲蹲丁管反蹲腸也蹲踹也

用也

兩髀古文作𩨨同蒲米反說文股外也北人行

此音又音必爾反江南行此音經文從肉作䏶

俗字

淡泊徒甘反下蒲莫反謂安靜也經文

作澹憺二形

沮壞才與反三蒼沮敗也亦壞也詩云何日斯

沮傳曰沮壞也

膕列子作𦡀通俗文作䐃同尸[室]反說文膕曲

脚宛鼓指節之

兩膝又作䣛同斯思反說文膝脛頭也麁獷

爲膝蓋

麁獷上倉胡反前既言之已傳用說文正體

作麤從三鹿字書云物不精也麤疏麁大

也鄭玄注禮記云麁疏也

堅鞕吾更反考聲堅也或作硬俗用字也

𡍮設犬說○蒼頡篇𨱔也說文危破也

从垂从夬或从缶作缺也同

髀膀上脾米反說文股外也 骨 股外 四 髀

从骨卑聲下時兗反或作蹲說文云踔

腨也从肉尚聲 論者土尸大

髀髆上卑米反字書股外也說文从骨卑聲

經文作胜借字也下補各反字林髆胛也 音甲

甲文字集略云肩胛也說文从骨从博省聲

臍音齊說文毗齊也當腹之中从肉齊

考声

膊或作䠞膝踝四肢也律覓反（經）

足踝膝也（同）從月從肉尃 拄舡反 尃字從寸從

叀

疣音蕤顛蒍疣病也考声皮上風結也或作

肬肬贅也

姙而債反廣雅姙娠身也亦身或作妊從女壬聲

也考声云女人任身也從女壬声也

硬鞕額更反韻英云堅也從石硬或作鞕

不蹝 呼云反 王逸注楚辭云 蹝猶也 鄭注

注方言云 蹝猶也 說文不滑也 從罒止二倒

書之正書 會意字也 從文上作三刀 誤也

從三止從水作澀 此俗字非也 𨇨也

迫迮 上音百 下爭革反

閉 閉字從才 有從下者非也

搏 說銘云手擊也 蒼頡篇搏也 說文從手

博者 下專字從甫從寸 傳從專非也

掘擎 工嫗子反 考聲云 擎曲也 說文屈也刑

埢字之下煨律反孔注尚書云勢氣出也

廣雅出也考聲云長出也沸也

𡑞柱王丁涇反韻英云𡑞柱也文字集略云

耽瓦入藏柱或作㾓也通

埴丈余反集略云久埴為庄

𡓹俗潑反韻氏云𡓹亦積也二種

埏埴上音延下宗吏注老子云埏和也手

延土戶從土埏和之下時力切反孔注尚書云黏

土曰埴釋名曰土黄而細密曰埴埴膩也

坏圮婁反說文瓦器未燒曰坏从土从丕一若聲也

稿竹老反考聲積也考聲云禾稈也从禾高

聲或作藁、

翳膜上伊計反眼翳也經从羽作翳亦通也

本字也考聲云翳蔽也薆也下音莫眼常

膜也

蚊蝱說文齧人飛虫也从民从䖵或从昬作蟁从昬

時出故从民下莫耕反經文作寅俗字非也

从䖵亡音民也

風癇 音閑○風病○

痰癊 徒南反 胸中病水氣病○

瘧癖 上音虐 下疋壁反 腹中冷氣病也

腰髁 下誇化反○又上聲亦通○考聲云髀上骨○也○

或作髂○古字也○說文云髀○胯○骨也○或作膝之

內太考聲太音與上同

腐爛 上扶甫反 考聲肉敗也朽也從肉府聲

按此字內經作腑○亦從肉從府府亦聲也○

欬嗽 上開戴反 說文氣逆也 下搜奏反 俗字

考者疾癃
也負㞾卑
水而也

正從仌嬴

之二正作癃老者氣衰僂也六書略為疾

病也

疾癃　上音隆下力登反負罪病也

溼　尸入反說文出溼也從水從絲從土一覆之溼

土而有水溼也今言字經文[illegible]絲作溼非也

但本云作合反水名也在東郡武陽

嘔　烏口反說文吐也正作歐

倮　華瓦反借音字也本音盧果反郎野反同

謂裸形赤體也

脫衣露裎也倮人果反經文作裸或從身作

公
子
齊

王篇亦云從之亦切發詞也

巖酢 上巖銜反借用字正作驗下人倉故反

諑又不作諳也

摩 莫婆反郭璞注云摩猶挃也說文研也攦

也○或作䉦俗字又作攠並非也

哮 孝交反俗字也正作虓集訓云虎鳴聲也

𢶍術 上周救反郭璞注云隈曲說文木叢也○

書又材以祿福法也○或作罷此首之○

喝詍 上苦懷反考聲云口偏戾也說文口戾也

譸手竝通反廣雅撃也分鄭注禮記云破裂也

顧野王手擊殺以手辟聲也

瘳愈　丑留反孔注尚書瘳差也下瑜主反

或作瘉聲書云病瘳曰愈

雜穀　公屋反毛詩云穀續也穀者百穀

總稱有五所謂黍稷豆麻麥也稷廣詩云

穗穀黍廣詩云粱穀豆廣詩云角穀禾麥

廣詩云芒穀麻廣詩云樹穀故詩五穀說文

穀生百穀之總名從禾殼聲也

躁　聲書云急性也動也擾也疾走也或作趮

郭注爾雅注云呂字辞也 誤知反也
臚脹 上呂豬反 周書音云皮也 大也 釋名曰腹前
口脹 下張亮反 左傳云 腹滿也
塵埃 烏來反 唐韻云 風揚塵也
摧拉 或作拹 力合反 廣雅 拹折也 說文 拉摧也
撿斂 鈎驗反 廣雅 撿斂也 蒼頡篇 撿法度也
跭足 撿同也 郭注云 撿猶同等
噤不 琴禁反 說文云 口閉也 韻詮云 口急不
開也

摰　閭摯反顧野王云摰擾也字鏡皺也申也蜀

見　興車共牛摰　音今亡字或作攣字屬摰

皺　音丑救反

縶　毛詩傳曰縶絆也鄭注考工記縶〻不𨄮

敷　杜注左傳云縶備也

徽　索許歸反　考聲繩纆索也鄭注禮記徽

亦索也毛詩傳云徽鄭注云繼傳旗徽也

涌　劉兆注公羊傳云涌騰也顧野王水波騰起也

漆　考聲芋葉也○

分劃 上墳問反下獲麥反王云劃錐刀畫也說文云

分別也

流派 說文云水流別也從水𠂢聲拍賣反

𠂢反永字也

蔓纏 無萬反考聲云蔓蔓草也○說文葛

屬也

醫閒 經中多作小毉從巫一字非也正從酉宜著閒也

甜酥 八味慧琳云一苦二醋三甘四辛五鹹

六淡諸中出二不足於甜不醋故甜合成八味

姿在口容甚嫮云姿本也

巻（古到）嫮 甚嫮黑玉篇卷壬〻三音一音九免反收卷也又

音九媛反姿卷也又音古圓反曲嫮也

窄 音債 從文作迮通用音訖迮迫也

懊奴懊反三若君懊卯娟也

𤺺下 一音音頰反女人（字林）毒病二病也○一音

同𤺺 三若下漏病也○釋名云下崩（至）赤而素

任曰𤺺下○女子血吠崩病也

口𡡱𧦝冊反○敗也楚人名美女敗曰𡡱也

頷 古侯感反 郭璞云 頷 謂頷車也 釋名云
輔車也 南楚謂之頷 秦晉謂之頤 所以輔持
於口也

瘜[illegible]宲 丑力反 說文 寄宲也 又惡肉也

䘢髮 楚辭云 被髮也 皮義反

表 三蒼云 表外也

衷 竹隆反 左傳 載衷衵服 杜預曰 衷 裏也

墀 直夷反 說文 塗地也 廣雅 墀 砌也

咳 胡來反 說文 小兒笑也 禮記 子生三月父執

子之右手喉亦名之與按此嫉敷之作蝟蝬反
其物不相通也
出內 甚攢引手書內入也
癐 甚難覓癐記其為申病也
瘠 治宗瘷反去聲 字祭法周禮云節量
大候从刀作劇 字書無此字
蛵 去頭基髮禹云水聲也 字正蛵蟼人入
人皮肉中與人也人不覺疵出新訛一
靄 云靄 大霧震聲也 形大聲字從石其依

瘖瘂 字書云從疒中氣病也 律縷因
氣流結不散故令肋脹引痛不能安寢
瘖田病根年之中出一纏在[illegible]痛嘗上血
之疾也
目瞤 說文目自動曰瞤 考聲云皃也故目動曰瞤
擬比上毗反 埤蒼云擬比也 以[illegible]論
故日反 身於地宛轉號啼病者之甚也
辰別上相責反 說文辰水之邪流別也 下
永字也

䩵 左傳云䩵二壁也

嗄 考聲云聲破也 文字集略云聲敗也

瘭 必遙反 廣雅瘭癤也

懈 皆賣反 說文懈怠也

鹹醋 上音咸 洪範云水曰潤下潤下作鹹 尔疋云鹹苦也 郭注云苦即大鹹也 下倉故反 考聲云醋醶也 集訓醶也 此醋醶字之近代共爲酢字皆用上音 一說文及古字書以爲醋酢醋昔字音昨 訓云客酌主人酬之並在酉部字文音藏洛反獻酬也

公竹齋

若依說文玉篇古今正字文字典說廣雅切
韻字統字林字書聲類諧字正從作那
音今唐國反正聲類字從乍也說文云艱也若唐
瞽篇聲也字從用聲音為啼聲之俗合古執朱
窳 俞主反考聲云窳嬾也從瓜䖏聲故从
二瓜為人在穴中懶不出之會意字也
沼澤 孔注尚書曰水流下曰沼遂流曰澤
說文澤水所下集之上也
蟆 考聲曰無足曰蟆亦作蠕動也

風疾 考声云五藏水氣病也文字集略云胃

上疾也

癃 薄報反癃困疾也説文作𤸇罷病也

躄 考声云足枯不行也説文不能行也

醫 考声云療病人療病者以酒故字從酉

皐 考声云土之高見説文大澤也亦石也

胳 薑各反埤蒼肘後曰胳説文腋下也

坌 考声云坌謂塵埃也杜注左傳叢聚坌亦

芳本反

痏 張揖雜字曰痏瘢痏瘡患也

蹩躠 從行貌也呂氏曰步逆佯佯之逆貌言推托

不正為也

痛痒 聲類曰痒痛之俗也禮記曰痒不敢搔

瞼 文字集略瞼目外皮也

徼 鄭注禮記云徼審也 亦細密也 古今正字徼從彳敫聲審稽也

晡 淮南子曰日行至申為晡時

款 口緩反蒼頡篇款誠重也至也說文款

意有所欲也

8

斢 九魚反 方言抅詖 挹斢也 廣雅 酌也

穀 慧琳聲類 穀、注聲 其巧反 或作

必火 方言云 必火 火乾也 穀 亦見 上作 穀

水蛭 真日反 諸書 蛭 音 蓄 蛭為蛭水蛭也

謎言 迷詣反 音上聲 隱言 謎作 惑人之詞 明云

隱語 亦上聲 鄭云 隱語 迷人也

次詳 延反 音上 口中津也 說文 口液也 經作 涎 俗

西酺 慧琳一切經音義之 酺字云 扶武反 莫因 類 骨之 或作 䩉

𢱧輔 車 為依 輔即 酺字 垂 頰車 豊下有 相對則文也

支

頷 說文顩頗也从頁含聲胡感

齗 考聲云齗齒根上肉也

[illegible]

頞準 郭璞云鼻莖於目下曰頞

捏 韻詮云内物水中也

三膲 子焦反白虎通云六府有三膲謂之

府也胃主消三膲主溱液出數也 本書書紅瀉生心能 出書声吐滿痛

8

斛 九萬反 方言 枓謂之挹 斛之屬 廣雅 勺也

鑿 慧琳 鑿稽 鑿注 鑿 楚巧反 或作

炒 方言云 炒 火乾也 鑿 兩見 亦作 𩞁

水蛭 真日反 謂之蛭 音 寄 蟭 爲 蛭 水蟲也

謎言 迷許反 考声 隱言 謂以惑人之詞 明云

隱語也 考声 鄭云 隱 謂 迷人也

次 詳延反 考声 口中津也 說文 口液也 經作 涎 俗

酉 醐 （扶武反）（慧琳一切經音義 之 面 醐字云）蠡 英 類 同之 或作 酺

搭 輔 車 右 依 輔 也 酺字 車 近 類 車 相 對 成 文 也（與下有字之）

頷說文顄也从頁含聲胡感

齗考聲云齗齒根上肉也

鸑鷟形類又鳳形玉鸞鳳亦甘口滴之合反

今鳥類往云去字不論亦元覺枝內經年

畢者云甘泥此義

野干埤蒼云或云射干射音夜司馬彪云（又作野）

郭儀蒼云野干（似狐而小）能緣木子虛賦遠射干

穀禾公屋反粟麥之總名也字正穀祿也說文

續也從禾殼聲

按曰下通情
性第三五字
全銀造也根幸
之道路氣之次
經精也於上五
義藏中五承
備下五五滲
當此甚殊形
引數理 又曰
惇說者以之
滅也

夫精者身之本也故藏於精 精者春不病溫

藏精於肝五句

治病必求於本

味過於辛 三句

吻 蒼頡篇云脣兩邊也

痋 烈 痋腫之形 同 徒東反

振濟 脹忍反 丑也 振救也 發也 說文振舉也

胳 說文腋下也 埤蒼在肘後 公諾反

谿谷 水經注引曰谿 李巡曰 水出於山

公竹齋

又作谿同谿 說文泉之通川者曰谷

廓 方言張小使大謂之廓

謦欬 說文謦欬也從言殸聲 殸音

口莖反 按磬籀磬磬去石從欠亥聲

欠㰦 埤蒼云欠㰦張口也 律文作呿格花珠

嚙形云呿坐臥聲也 韻詮云呿伏聲也 非此義

䕫瑞 案此二字當是出氣互用之通

橫恠 孟反 韻詮云非理而來曰橫 橫非禍至

曰橫 說文從木黃聲

慳悋　口閑反韻詮云慳固也杜注花諸叢云
愛財不捨曰慳下隣信反廣雅悋鄙也韻英
云悋惜
陋　韻英云陋闕也　此字可閑與字正作閑之陋
唐　毛詩傳徒也字書唐虚也說文大言也　考聲云唐空言也
染　考聲云染汙也著也
癩　力台反說文正作癘從疒萬聲鄭注周禮
云惡病曰癩杜注左傳云癩惡疾也古今正字
從疒也

今說爲要
曰嬰曰護
釋名人初生
曰嬰兒也

鉩璽 韻集云天子璽曰不璽龜之印璽字從
文金璽也以印金者貴印命王之璽并璽
牟 孔注尚書曰牟變也彼鉾反
𪗋 說文作鬷古文字從齊通其字鬷說
路匠從氏文按此以今隱字作隱也
嬰孩 非鬼坎 釋名胸前曰嬰抱之嬰前以
乳養之故曰嬰兒 按此鼻前之磨未通乎
埤 說文增也厚也補也助也
枕 楚辭菓飾條結條下之葉踐之挂樞枕宝

之長者家以其患之人倚之從之倚枕墨出書

所以世說諸像囊今之此說囊枕也

癘音例慧琳云時氣病疫也

磁石 呂氏春秋云磁石能召鐵

毫釐 慧琳引周易云失之毫釐差之千里

今在禮記經解中

焫 古文爇同而悅反通俗文然火曰焫也

燒也

擩攘 補朗反慧琳云謂物擩拭也片片

从榜女語

顓頊 上之見反下古瘤反 又千松反 說文顓頊謹擇勅

不定也 頊又作旭

嗟 嗟語責觴去也

瀋 字林淅米汁也江南名瀋閩中名泔

炱 徒來反煙煤也 通俗文積煙以為炱

丁 釋名丁壯也 慧琳云丁壯也 一切經音義卷五十九

阿闍梨 闍山也 慧琳云正言阿遮利夜又云阿遮

利耶 此云軌範 謂教弟子使知法式者也

閬 閬之閬 或讀也作桼小也與漢 按閬當讀若漢書字之平乎

斷 說文曰切也 三蒼 斷集也

析 纏裏反 考聲云衣袒解也

腓 考聲云 脚上腨之下肉股名腓

領 本釋名 輔頸也 或作頸 南楚謂頸爲領

抖擻 上兜口反 下藪走反 擻或作捒 抖擻振舉也 此云

胻 意音七戶 䏿下也 與蒼頡 脛也 在肘膝胻 腰也

瘇 長冢反 左傳注 重瘇之病 杜注 重瘇腫也 風入所得

文 廣雅云 瘇 病也

卷 棬圈丘去声卷曲也

屎 慧琳云美作蔥古書亦作矢同失旨反經文作康

香伊反殿屎呻吟也非此義

迮 去声迮狹小也狹亦作陿咸甲反經文作陿隘也

漢 埤蒼漢歎也蘇困反

澹 說文水搖動也談濫反

款 口緩反廣雅款愛也蒼頡篇款誠重也經文款

窾字非也

怗 字詁今作惵同他頰反廣雅怗靜也經文作靜

〻〻怗服〻

眩瞑 胡徧莫救反 國語曰眩瞑之疾 賈逵曰眩瞑

顛瞑〻

頰車 或曰輔車 其骨強所以輔持口也 或曰牙車 牙所載也 或曰頰車 亦所載頰也 凡繫於車者皆取在下載上物也

扁鵲 蒲典反 注 鄭越皇甫謐書曰鄭昭曰大山一處 人也名越人 魏桓侯時人也

覼縷 力 野王云覼縷猶委曲也

公

行齋

江都焦循寄呈
諸 孫星清授
觀

儀莊極數節注孔氏云儀極同也廣雅釋詁也
或从廷作遡文
食亦 臣循尚書補疏於無行有九德下引書同
氣厲論食無玉臣食下移易而通而生厥屠
語之食有貴賤論易雜卦傳至注無易之列
乎焉務客二者無言張惇年表無常而易
無易者通國亦行此易行之要易以行不抵於
一下九言之所以移之移易之語
此以上於光緒甲申借得蓋珠大藏焦書節錄出

皷　跛兜者気廿五篇何若是之者将皷之

坿　益也、从土付声、孔[?]、益也、坿墻垣、益之坿城郭、経傳多以附為之

胕　西山経竹山之草名黄雚、浴之已疥、又可以已胕、注胕腫也

愚　荀子修身篇、非是是非謂之愚

内校宮範
照例八条

杜詩讀書記遂所以不求甚解之意反借書意遂
循遠與陳國史可為覆審之則一字一商一字一
語注皆如每卷內校不勤字句以並讀以時失
吳氏故稿及字之類如彙之書之字本非敘言
義例並各種人親張揮敘字仍收詔詞藏稿
之數
壹校之名雅見於本書者又李唐以後寫稿
針是足見于事前後字已經內班併甚也
所送藏本移內校室校內校素而空所存

素問以爲針引經曰治靈樞與之雜合者稱治
帝曰余聞九針九篇夫子乃因而九之九九八十一篇余
盡通其意矣以靈樞首篇居王冰之前
馬蒔張志聰並之御纂注解靈素黃帝
素問注作全字九針作鍼漆作膝脈作脉之
數而並依據字注釋音匯總本
反切者用唐韻唐韻所無並取他韻
引古注以代字義不附者從本字解之讀音注已
三見今依說文等書隨字記注以數字分記

公行齋

易辭非遺言而敘述之

每篇各撰序雖至後於上接字而書處而敘義

或述上下二三字或經全由使接字也

字之見於篁括其於是間有本字之見於異處

者於從無本字者以前後文義而補之也別

而當之非要複也

傷寒論釋四十二卷　雜病釋三十六卷

傷寒論集釋一百四十三卷　雜病集釋一百二十六卷　附傷寒論十八卷

張隱菴雲稿僅目病於康熙壬子季夏西泠怡堂

吾蘇醫學之最古者在宋有滕百祥走馬急疳方一卷在
元有葛應雷醫學會同十二卷葛乾孫醫學啓蒙經絡
十二論十藥神書兆良（字晉卿）撝隱方論考古鍼灸圖經一卷倪
維德元機啓微二卷（眼科）校訂東垣試效方在明有周南
老醫方集效沈宗學十二經絡磨源淳本草發揮精
華外科訂錄王鏊本草單方八卷唐椿原病集要方
薛鎧保嬰撮要二十卷（四庫存目稱八卷）注錢氏小兒直訣四卷
薛氏醫案七十八卷（四庫存目云其書凡十六種乃其薛己所自著）過龍鍼灸
要覽一卷（過未詳有論十足道又人文殿明為之序）吳有性瘟疫論二卷補

遺一卷（清書）嘗歎係今所存者惟葛可久十藥神書及孫

真[illegible]醫案矣又有二陳(?)[illegible]等代之書存於此矣至我

朝則有丁[illegible]學宋元[illegible][illegible]十餘[illegible]遺之載僅

寥寥陳修園三種四筆花醫鏡指南十

卷又有[illegible][illegible]及程[illegible]良[illegible][illegible]南田等輯　本草方[illegible]十卷

薛雪醫經原旨六卷溫熱條辨三十五條　曹存仲金匱

辨證傷寒方論[illegible]丹丸方論（丙）王樸莊逍遙書以上吳

（宋）許[illegible]之[illegible]醫方[illegible][illegible]（明）沈[illegible]醫方集

要平治活法（明）趙良仁醫學宗旨金匱方衍義丹溪藥要(?)

傳宋本[illegible]十六卷　吳縣人王樸莊校

趙良仁嘗[illegible]善

趙以德[illegible]同名

良不同良仁

國朝長元人

蔣示吉醫宗說約八卷 望色啓微三卷 張璐醫通十六卷

本經逢原四卷 診宗三昧一卷 傷寒纘緒四卷 傷寒兼二卷 成

若[illegible] 又張倬傷寒兼證析義一卷 汪琥傷寒辨證廣注 中寒論辨證廣注 三卷 子光石 士鐸

潘[illegible]傳信驗方十二卷 周學 程永培六醴齋醫書五十五卷 十種

常熟張應遴 無毒衣鉢 ...

時萟家集小序

吾先世於前明中葉時居淛之歸安縣以耕讀傳家其得隸於學官者凡六人至余七世祖山補公始占籍於吳為吳縣學諸生而六世祖澹成公遂以康熙乙丑魁天下厥後監司牧令代有聞人雖不得大顯於時而凡十二世青衿不絕合之得文武秀才三十一人大半有聲黌序間亦有未得遊頖宮而力學工文者所著作之目具載族譜萟文志經茲兵燹類皆散佚獨此時萟數首尚存篋中乃於壬戌之春命潤庠彙成是編雖不過片玉碎金亦足見青氊吾家舊物其積累之深如此且更惜能文者尚有數人

不早裒集已不及入是編也簡末坿以拙著而潤庠之受知於宗匠者亦許其綴於尾焉蓋一以見先澤之猶存一以勉後人之繼起云爾

同治三年甲子冬十一月懋修識

沈子實先生聽蛙溪舍遺詩序

子實先生松陵老詩人也修未及侍先生而與先生之子熊師同舉茂才咸豐癸丑賊陷金陵揚鎮以後蘇垣震動甲寅春避難至松陵主熊師家因得盡讀先生所著譔古近體詩經義詞賦裒然大集嘉道間推為鉅製惜未壽諸梨棗而熊師遽歿庚申四月賊又連陷蘇松諸郡邑其次君炳章茂才奉母他徙家遂燬箸作盡失先曾刊詞稿二卷至是版亦不存茲編為其門人袁學博蘭升所輯僅就先生設館於袁邨時所作彙而錄之特鳳之片羽麟之一鱗耳雖然得鳳片羽而人知其為鳳得麟一鱗而人知

其為麟鳳麟之為靈昭昭也本不與人以易見而片羽一鬣轉令人低徊想望於無窮則詩之存亦奚以多為哉錄成將以焕炳章歸而遺之而屬懋修為之序夫人莫為之後雖美弗傳近讀蘭升農慶堂詩多傷時憂世激昂慷慨之作以視是編之留連景物寫月吟風者若有歧趣要其遭時不同故詩境亦異而淵源固有所自也異日蘭升所造益醇人莫不曰是出先生之門者也而先生之詩益因罕而見珍矣是為序

同治二年癸亥冬十二月元和後學陸懋修譔

顏紫軒海上吟詩序

咸豐十一年辛酉十月

修之友顏君紫軒黃香館詩四千餘首先司訓於丙辰冬曾一序之服其內行醇篤語無雕飾以謂詩者性情也性情真則詩自真信其有可傳者且以修之能取友以自益也而喜之非喜其能得詩友也喜其能得真性情之友而交之也紫軒居郡之楓橋距城且十里不獲數相見修每於往來京口時艤棹訪之輒不移時別而意若有餘故其貽修書也每樂道其家常事瑣瑣屑屑不憚煩是即所謂真者非耶庚申春修客武林被寇難方幸生還未踰月而吾蘇復陷人各星散道路梗阻指數戚友不知存者幾人如

者幾人訪舊驚呼常切切念我紫軒不置然亦無從問消息黯如也及紫軒五遷至於滬修亦五遷而至於滬意外相見喜而悲悲而益喜不知涕泗之何從蓋始終不外一真如先司訓言也紫軒不無予今且悼亡一身子立可謂窮亾所譔著已盡失惟手輯宗譜獨存即此可想見其為亾今復得詩二百餘首名之曰海上吟而索序於修并索錄先司訓舊所為序嗟乎修今日再序紫軒詩已為瑯予一載矣邇之事父修之所未能尚何敢與紫軒論詩哉顧念先司訓喜其能取友以自益者獨在紫軒紫軒之詩紫軒之性情也詩之真本於性情友之真亦本於性情然則

非與紫軒論詩也直論性情耳今日之會豈曰偶然使先
司訓在更不知喜而悲悲而益喜者何如傷知其不及見
矣世路泚泚人心擾擾其握三寸管抱一卷書以其所感
慷慨長吟如紫軒者當世有幾人哉修惟願紫軒自今得
詩仍可積累而復黃香鉅觀且各歸故土復得於烏啼月
落時繫纜楓橋共聽寒山夜半鐘斯豈獨修與紫軒兩人
之幸也夫

咸豐十一年辛酉冬十月

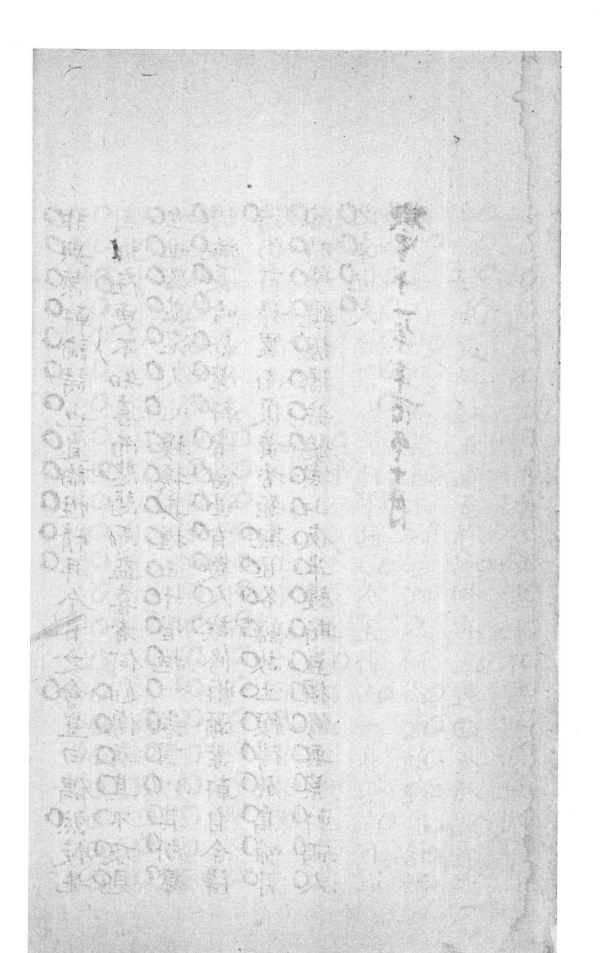

王孺人墓誌銘

孺人姓王氏望太原其諱某字蘊園為太學生者孺人父也氏胡氏程氏潘者皆孺人母也而孺人實爲程出年二十八嬪於顏為吾友顏君懷宸室懷宸字紫軒為　欽旌順孫諱崇海子元庠生諱懋昭孫太學生諱紹禮曾孫代有清德著於鄉以紫軒繼之而又得賢內助如孺人者使得偕老焉樂矣乃以身經兵燹奔走勞苦而孺人以亡讀紫軒悼亡諸作及長歌一首纏綿惻愴比之老杜彭衙道中其艱苦猶若過之嗚呼傷巳方賊之初來也紫軒負母避病不得與同族五人匿古寺中賊至火及隣屋五人出寺自溺於

河一以救赳而四人者皆死賊入寺君負(扶)病攔(強起)孺人倚(挺身)西壁竟得
免既乃依東山舊友(莫釐門人)張大烈以居而孺人一病不起是為咸豐庚
申十月五日也距其生嘉慶丁卯十一月二日春秋五十有四當
是時但得薄棺淺葬而紫軒以子身東行至於滬同治癸亥蘇州
平(逾年)甲子四月始得歸里東山展(至孺人殯所)杉棺改葬孺及於堯峰祖塋之旁
(又踰年)乙丑春乃以東下(寓書於)其友陸樾修誌其墓(乞為銘)按孺人一生賢行具詳紫
軒所(自)有為悼亡諸作中紫軒君子人也信其無溢美焉固無待樾
修之贅言矣獨觀紫軒於改葬詩尾有言之神傷者樾修有以知
紫軒乞銘之意雖不文不敢辭乃為銘曰

堯峰之側有幽宅封之樹之表孺人之德紫軒他日壽滿百亦當
於此焉同穴吾銘無泐永且吉
同治四年歲在乙丑夏四月元和陸懋修拜譔

胡希亭傳

嗚呼、吾友烏程胡君希亭、殁於淞南旅舍、已一歲周矣、余既哭之以詩、而念君之遺行、卓然有可傳、君之舊友皆星散、知君之深者、莫如余、不傳君、更無能為君傳者、乃抑哀濡墨而述其梗概焉、君姓胡氏、諱興裔、字希亭、別號寅閣、浙之烏程縣北鄉義皋村人、後又遷居夾皂河、其諱文江者、君之曾祖也、諱益謙者、君之祖也、父諱鶴、字立勤、生二子、長興嗣、早卒、君其次子也、母氏嚴氏、邱君為邱出、君

即

幼孤露、及成人、得自立、藏書甚富、設肆於吾蘇、游胥門、尚久、十藥神書 婦浦、娶婦姜病不 子一

君為手寫 快而又 自刊之

又殞、僅一女、長亦前卒、次名權、承遇寇欲犯之、適午餐未

罷。即舉飯碗擲賊、面流血。憾之。刃焉。庚申之難君被擄
去。輾轉至金陵。效王維飲冷取利故智。得不死。逾年始
以計脫。嘗於龍潭道上、賦絕句以自豪。其詞曰、飄然得出
石頭城。六代江山送我行。無限蒼茫成獨感。一聲孤雁暮
雲橫。激昂慷慨。亦不媿凝碧一詩。嗣是逾江歷淮。無所遇。
復由徐而通。乃渡海以達滬。蓋猶在余未到滬時。及與余
君遇。而歷舉其艱苦以告余者如此也。方余之初識
君也。為咸豐丙辰。值玉峯院試畢。余攜兒子潤庠散步馬鞍山
下、四美亭。觀皺透瘦三石之奇。君先侍其師吳定生先生
在焉。同游者為潘君仲趙。因與君通欵曲。知君

藏書甚富。以經義名其齋。君雙目炯炯，談論甚偉默儀
之。而不知君之[illegible]吾蘇者已久也。是別也已七年。庚
申以後，吾蘇之遷徙而託足者，半在滬上。一日，潤庠出過
市，遇君於途，似曾相識。君亦若有所思，久之，潤庠曰：子
得毋姓陸乎。對曰：然。公非數年前馬鞍山下茗話之胡公
耶。君亦曰：然。於是詢余殷殷，備極周摯而歸告尊人自
此可常見。明日，余即訪君於志雅堂。志雅者，君之戚邵
耀庭書齋也。蓋君自江北歸，孑然一身，外無長物，乃依
耀庭以居。而耀庭固非能知君者。未幾以患[illegible]遂拂
衣去。及余再訪君，而君已寄宿他寓。余乃為君介紹於胡

君渭濱。渭濱服君之行誼，且與君同姓。一見如舊識。時余
本與渭濱同居。至是君亦襆被來交，日密。遂訂金石盟。
君胸羅金史。善鑑别名人書畫。真贗立辨。嘗為渭濱購得
米山、蘇竹、趙馬、祝字，一一皆絕妙。尋復為渭濱廣置書籍。
且曰：當此聖道淪胥之日。若能收拾叢殘，流通經傳，是即
昌明吾學之功。渭濱乃議以所得書，即設肆於市。而君為
經紀之。以經義是君舊齋。得先興復為快事。君一再讓。
以渭濱故，誼不能辭。遂仍其舊名。而於東門設肆焉。未幾
而余病作。東門離余所居幾十里。君日來視余。及余病
[illegible]。瀕於危。君仍往來無虛日。憂形於色。蓋余所病者

濕溫也。而為老名醫某誤投熟地兩劑。致不能省人事。及
得生大黃一服而復後得生活。則君與渭濱之力居多。而君之
心加。瘁焉。時值滬上瘟疫盛行。病此者輒不移時發。
日以千計。嗚呼。不料余病方有向愈機。而君乃以疫病死。時竟
毋恐棄余與渭濱而去也。我病而君力為之療。君病而
我不知其由。及余聞君死。猶在昏沈中。搥牀慟哭者數
四。渭濱以余神氣未復。尼之耳。而悲從中來。昌其有極。昔
元微之聞樂天謫九江。有詩云、垂死病中驚坐起。暗風吹
雨入寒牕。遷謫且然。況余猝聞君之死乎。嗚呼。余與渭濱
方將引君為知己。為密友。為畏友。而緣乃止於此乎。往嘗

讀莊子齊物論有曰、求其故而不得者命也。又嘗聞諸子
隨（才）子曰、佛家因緣二字、足補聖經賢傳之缺。是豈非緣之
止於此耶。君歿於同治二年癸亥五月廿五日、距生嘉慶
二十二年丁丑七月廿二日、得年四十有七。歿之日、僅一
弟子倪桂芳侍其側。凡附身附棺、皆渭濱力為之。權厝於
滬城東門之外。他日（湖）連城得復、渭濱許送其（君）喪、歸故土。自
非君之盛德、其能感人若是乎。今日者、余與渭濱自滬移
家來居[redacted]汾湖之濱、仍朝夕[redacted]聚首、而君獨何之也。嗚呼傷
已。（君）女權承、死節於（吾）蘇、（余）已為傑其事、聞諸當（軸）[redacted]（君）、應得旌如例。

君娶婦浦前卒子一殤女二長亦前卒次女權承遇寇欲犯之適午總未罷即罷
以挽鄉婦賊、面流血臧並用咨

附余輓聯云、十載學為醫、偏與君旋鍼藥石、書無緣能
無氣塞、一朝遽永訣、直令神夢難、神魂都失、撥罷犯心傷

送范秉之歸蘇州序　同治四年乙丑仲冬月

北范秉之，老畫師引泉先生少子也。先生以山水花卉名道咸間。秉之年十二三時，初學畫。一日有客來，與先生晤對。秉之在下坐，狀其皃。客未之覺。客去，為先生見，則宛然客也。不惟鬚眉，且神似。先生遂督秉之專畫人。逾年學大進。歲丁巳，與余同客孟明府繼震澤署中。聲譽已藉藉，年纔弱冠耳。顧是兩不相聞。迨癸亥秋，復遇余淞南旅次，則先生已歸道山。其兄君枚茂才以殺賊死於難。女弟侍仙能書善畫蘭，亦以疾卒。秉之經喪亂後，益自刻勵。同人皆重其才，憐其遇。而余與秉之尤相習。惜各無定居，聚不

數月別且兩載矣今者自滬上為越客流寓魏塘訪余於
汾湖之濱求治其痞疾得余藥遂愈就余斗室中為人寫
影現所詣已臻神妙知他日必得名如尊甫當時也余獨
哂世人不察輒謂傳神寫照末技耳奚足重不知此實有
關乎人生第一事者則惟人父母真容也夫人於父母既
殁思其嗜好思其笑語猶惝怳焉即得有是形容之惟肖
者存而形容且長在矣歲時展對有令人孝弟之心油然
以生者則此事正有關於世道人心非淺也而僅區區以末
技云乎哉吾願秉之為道自重技也而進乎神承其家學
以名於世而毋不敬以褻鄙毫巔曹衣吳帶故事為秉之貢諛也
明年春秉之將旋吳遊郡中因為之序而送之
同治四年乙丑仲冬月

烏程高竹泉先生詩文集序（同治三年甲子秋八月）

王師收復蘇州之明年，郡之人還定安集，晏然得平土而居之，而吳興一隅，賊尚稽誅，南潯以西，烽煙正滿天也。時余寄家吳江縣屬之蘇家港，烏程高君小泉以農軒術來游是鄉，與余[illegible]焉，相得甚懽。出示其尊甫竹泉先生詩文全集，屬為敘。余雖未及侍先生，而先生之聲音笑貌、性情、志趣，究於詩乎遇之。先生年及冠，即有志於醫，嘗自謂究方製藥，務在精明，察脈審證，必詳虛實，庶乎向之無愧。嗟乎！今之醫，在谷滿谷矣，孰是其能無愧[illegible]者？以是知先生之於醫，固以活人為心者也。少壯時好遨遊佳山

水家居則一畝桑園十畝田處之泰然不屑與雞蟲爭得
失知至其生平束身砥行有卓然自異於今之人者詩中自
道處讀之猶若與先生相晤語焉庚申以後紀趙公竹生
守城事頗詳忠憤之氣幾於眥裂惜當事者不用先生謀
悉注兵力於大錢而於西路楊瀆小梅兩隘口無備賊乘大
錢郡之門戶也大錢失而餉道絕郡城之勢以孤先生知
事不可為毅然東行以望洋為故里援而癸亥五月初
三日湖城遂以乏糧潰先生悲故鄉之淪陷傷忠義之無
成慨焉寤嘆迄無好懷集中酒箴一首篇有云公子側因醉
而兵敗以死淳于瓊好酒而糧草以焚喪身僨事是皆酒

之為害。又云、可飲而不飲為矯情。不可飲而飲則亂性。君子。以為。先生。泛。泛。言。酒也。先生憤激之餘。又以連遭家喪。不勝悲怛。纏綿老病。於今年五月遽捐館舍。客夏母喪〇〇小泉之來也。距先生歿未久。常形哀毀。逾月、克金陵。江蘇防兵。亦得并力於湖。而湖城遂以七月廿七日復。小泉慟先生之不及見也。蓋喜極而涕零襟矣。中秋後二日、小泉將挈家以去。余乃序先生之文而歸之。余先世籍本烏程。故先壠皆在湖之西南鄉。遭亂後、正未卜松楸何如也。日者視一棹過湖。當與小泉敘今日邂逅緣。重校訂先生大集。而商付手民。以竟先生之志云。

同治三年甲子秋八月

竹泉高君像贊

竹泉高君，吳興隱君子也。秉性伉直，砥行卓卓。不屑與時爲俯仰。善詩文，亦不事琱飾，但自抒其胸褱抑鬱之氣而已。家傳故有禁方，少歲即㨾活人術以捄世，察脉審證，定方製藥，蘄於問心無愧。蓋嘗自言如此。好遨遊，有佳山水處，必流連竟日。探幽陟險以為樂。詩中又有一畝桑園十畝田之句，則其所以翛然自遠、怡然自適者，亦可見矣。咸豐庚辛間，湖城鄰境悉陷於賊，惟恃太湖一面為湯池。當事者内守城而外悉力於大錢，計誠善，而先生曰：大錢為郡城門戶，西路楊瀆、小梅、雨溇口，即為大錢脣齒，宜設備，不

可怨乃卒以無備為賊乘自山（而）饟道（以）絕郡城之勢遂孤先
生聞之曰吁、敗矣事不可為矣遂毅然盡室以行東至笠
澤未幾而城陷先生悲憤之懷惋惜之意一於詩文寓之
作酒箴一篇讀者知先生於此蓋大有所寄慨焉及湖城
之復而先生已歸道山數月矣先生之卒也為同治三年
五月日距其生嘉慶十年乙丑春秋五十有八令子小
泉、既乞余為（先）生詩文序因得瞻先生遺像巖巖道貌可
以想見其為人惜余已識小泉晚不獲一日侍先生也謹
拜手而為之贊曰嗚呼先生戴山之英赭鞭在手有壽（活）人（為）
心防隄潰於蟻穴識一言之可興不為酒德頌而作酒性
箴後之覽是知者可以知寄慨之有獨深

刪 以下皆刪除

吳讓卿亭林讀書圖記

吁嗟乎今何讀書之人之多也入塾抱一冊自束髮以歷壯年朝夕恒於此曰讀此可以掇巍科躋顯爵秉國鈞而受闔寄小之則郡守州牧縣令亦可以致富而起家得一衿則通儒矣一第則大雅矣及其既貴而華其衣豐其食潤其屋都其僕御更千秋絕業矣學問之優長權其[illegible]目以為準而世之所謂功與名者亦遂爛然照耀於庸俗耳目闔其視陋巷蓬廬闇修冥行身隱道存藏之名山之業則曰此無知雖下下胏不足顧也若是者吾見亦多矣亭林東海一隅耳以顧野王讀書處地遂以名吾友吳君少

白松江郡人性沖澹不慕榮利比年常安研亭林顧氏足跡遠城市如襄陽龐德公也長君讓卿年少劬學隨侍於顧氏之禮耕學𦔳齋繪讀書圖以見志余與少白別十年矣去冬與讓卿一見於杭州客館而旅人草草未展其所學何如今年四五月賊自常州連陷蘇松郡余潛蹤於青浦之鄉相去不百里而道路隔絕兩不知生死及今乃得間道渡申江達亭林與少白道流離之苦二子出見彬如秩如則讓卿之弟佩紳亦年將冠矣兄若弟皆善讀書而讓卿與余聯牀三宿揚搉古今俯仰身世恒至漏三四下尤得窺其崖略知其經書滿腹中有杜家老孫子風度非

今之所謂讀書人也吾心喜必白之有子矣灝行出此圖
欲得余一言以為重夫余何能言亦就其胸中結轖所鬱
鬱鄙夷者而一吐之已耳今夫吾人讀書貴有用平居治
其性情喜怒哀樂得其中而孝友睦婣任卹亦無所聞於
宗族鄉黨此道之所謂通而易者也能修齊而后能治平
出其所學施諸政事移易風俗以善天下如此者一皆可
於書乎求之而皆為當世名下士以號通人者所不讀之書
也內足於己者曰學問外至之榮曰科目必其安社稷利
民人業盛當時聲施後世者乃得謂之功與名吾知讓卿
必不以學問視科目以科目視功名也其必異乎今之所

謂讀書人者歟

咸豐十年庚申冬十二月

處此居憂難中憤悒壞曆言之過

激大先訪人隱居和平之旨與福影

不可存

補後漢書張機傳

張機、字仲景、涅陽人。學醫術於同郡張伯祖。盡得其傳。靈帝時舉孝廉。官至長沙太守。嘗見侍中王仲宣。曰。君年至四十。當有疾。鬚眉脫落。後半年必死。宜豫服五石湯。庶可免也。仲宣時年二十餘。聞而惡之。雖受方。不飲。居數日復見機。佯曰、五石湯已飲之矣。機曰、觀君氣色。非飲藥者。何輕命欺人如此耶。後二十年、仲宣果如所言而死。機後在京師為名醫。於當時為上手。以宗族二百餘口。建安紀年以來不及十稔。死者三之二。而傷寒居其七。乃著論二十二篇。證外合三百九十七法。一百一十二方。其自序云、余每

覽越人入虢之診○望齊侯之色○未嘗不慨然歎其才秀也○
怪當今居世之士○曾不留神醫藥○精究方術○上以療君親
之疾○下以救貧賤之厄○中以保身長全以養其生○但競逐
榮勢○企證權豪○孜孜汲汲○惟名利是務○崇飾其末○華其外
而悴其內○皮之不存○毛將安附焉○卒然遭邪風之氣嬰非
常之疾○患及禍至而方震慄○降志屈節○欽望巫祝○告窮歸
天○束手受敗○賫百年之壽命○持至貴之重器○委付凡醫恣
其所措○咄嗟嗚呼○厥身已斃○神明消滅○變為異物○幽潛重
泉○徒為啼泣○痛夫○舉世昏迷○莫能覺悟○不惜其命○若是輕
生○彼何榮世之云哉○而進不能愛人知人○退不能愛身知

已。遇災值禍。身居死地。蒙〻昧〻。蠢若游魂。哀乎趨世之
士。馳競浮華。不顧根本。忘軀徇物。危若冰谷。至於是也。余
宗[族]素多。向餘一百。建安紀年以來。猶未十稔。其死亡者三
分有二。傷寒十居其七。感往昔之淪喪。傷橫夭之莫救。乃
勤求古訓。博采衆方。撰用素問九卷八十一難陰陽大論
胎臚藥錄并平脉辨證。為傷寒雜病論合十六卷。雖未能
盡愈諸病。庶可以見病知源。若能尋余所集。思過半矣。夫
天布五行以運萬類。人稟五常以有五藏。經絡府俞。陰陽
會通。玄冥幽微。變化難及[極]。自非才高識妙。豈能探其理致
哉。上古有神農黃帝岐伯〻高雷公少俞少師仲文。中世

有長桑扁鵲、漢有公乘陽慶及倉公○下此以往未之聞也○觀今之醫○不念思求經旨○以演其所知○各承家技○終始順舊○省疾問病○務在口給○相對斯須○便處湯藥○按寸不及尺○握手不及足○人迎趺陽○三部不參○動數發息○不及五十○短期未知決診○九候曾無仿彿○明堂闕庭○並不見察○所謂管窺而已○夫欲視死別生○實為難矣○孔子云、生而知之者上○學則亞之○多聞博識○知之次也○余宿尚方術○請事斯語○其文辭簡古奧雅○凡治傷寒未有能出其外者○華佗讀而善之曰○此真活人書也○機又著金匱玉函要略方三卷、並行於世○其書為諸方之祖○時人以為扁鵲倉公無以加之○故後世稱為醫聖○

參用河南通志方技傳及醫林列傳并選入傷寒論自序一首以成斯篇　[illegible]

駁秦皇士傷寒大白

懋修束髮受書時。即聞松江秦皇士、於康熙朝、著有傷寒大白一書。意謂仲景傷寒論之難白者。得此乃可盡白。而惜未見其書。常以不白為憾也。歲壬戌避難至南傳。居停顧君含山家藏有是書。亟欲求白於皇士。而又被寇偪以去。輒心誌之不能忘。今年春寄家蘇家巷。與南傳並為吳江縣屬。相去不數里。乃亟就含山而籍白焉。閱卷知皇士著書之意。蓋謂仲景傷寒論首列麻桂。乃治河北、長沙等處北方冬月之病。江浙東南為南離巳午地。患此絕少。故集中專列南北方發表不同南北

康熙朝 終無 畧

我 借而歸

方清裏相同二論以清裏之同襯出發表之異諄諄以仲師麻桂二方祇可施諸北方冬月不得妄治春夏秋三時南方之病故篇中不厭重複一則曰冬月北方再則曰北方冬月一則曰三時南方再則曰南方三時一若北方獨有冬月南方祇有三時都且以陶氏節菴但分時令意猶不滿又鑿鑿闢分南北則其於南北方位之毫釐不爽也必矣乃就其所指為北方者何地則長沙也覓不知長沙即今湖南長沙府與南嶽衡山為鄰以方輿計之正與江浙毘連處東西相望乃以湖南改作河北則似乎長沙本不在洞庭之南而在黃河之北

矣。其如衡山之為南嶽，有斷不能改為北嶽者乎。況其地且在江浙稍偏西南乎。乾其所指為南方者何興則江浙也。不獨天下大勢，江浙之地但可曰東，不可曰南。且以震巽之間，直移諸南離巳午，則似乎江浙本不在大江之東，而在閩廣之南矣。其如以江浙為南離，則將寘南越之境於何地乎。況江浙且在長沙東北乎。不特此也。仲師本南陽人，長沙乃其所歷之官。傷寒論自序云余宗族向餘一百，建安以來，猶未十稔，死於傷寒者三之二。想仲師為長沙太守時，其宗族六七十人未必皆死於長沙。皇士既欲切責仲師，面於鄉曲，目未見天下之大泥用桂麻貽害江浙則亦當就南陽言之而與長沙無涉焉然考南陽即今河南南陽府南陽縣在中嶽嵩山之南以方輿計之亦正與江南之寶慶縣地東西相望仍非一在極北一在極南況其所據以為北方者且不在南陽而在長沙乎凡論地理當就天下之中以定南北而分東西長沙江浙就天下之大而論之實亦相去不遠其為南北則長沙南而江浙北其為東西亦不過江浙在長沙之東長沙在江浙之西非真南北迢迢東西亘亘相去有數萬千里也而人之於病之於藥亦何至有於此者必不有於彼宜於彼者必不

宜於此哉皇士乃將千古以來一定不易之地輿遺手
毀南作北指東為南竟欲如愚公之於太行以遷就其
駁斥桂麻不宜施於江浙之說而江浙自此無桂麻症
皇士書中恐後人以桂麻藉口余更恨令人之惑其言
者乃以江浙藉口概自桂麻之廢而江浙遍弊輒不外
乎牛蒡蘆根花粉石斛甚至生熟二地首烏鼈甲等味
種種不發表而遏向裏與桂麻相反之藥概施諸宜用
桂麻之人及必用桂麻之時詢其所以然則曰此地江
浙也南方也桂麻者河北長沙之藥也於是南人無傷
寒之說遂盛行於江浙閩吾始疑之而不知其所自乃

今而知始作偽者即不識南北不知東西之松江秦皇士而竟立說著書刊板行世杜撰(湯葉)南北盡改原方傷寒之論於是乎大不白於天下矣嗚呼曾是江淛也而在長沙之南乎曾是長沙也而在江淛之北乎輿地圖歷歷具在凡欲證皇士之言者不難按圖而得之而桂麻不宜於江淛之說可自此而立破矣(是書也直可更其名曰傷寒大不白)讀既竟為書其後南作北指東為南已失如此而郎以是書歸之含山田以正樾修所言者時在

同治三年甲子春二月十有二日元和陸懋修書

趙養葵醫貫、載仲師為漢武帝治消渴症一條。汪訒菴引之於醫方集解中。則又以後漢時人。移之前漢。相去且三百餘年。趙豈未見仲師傷寒論自序明言建安以來。而不一問建安為何人年號耶。趙亦妄人。為呂晚村所推崇。其所著醫貫一書。謬更甚於大白。徐氏靈胎已痛貶之。而於所載消渴一說。未經駁出。令余辨大白之謬而并及之。嗟乎。一仲師之地仲師之時。悉為後世無知妄作之徒。任意移易更動。逞其邪說。實堪噴飯。甲子端午後三日樾修又書

而遑論其他耶

漢置涅陽縣屬南陽郡隋開皇初改曰淉陽唐武德初屬鄧州貞觀元年省入穰縣金末始置鎮平縣屬申州元屬南陽府明洪武二年省入南陽縣十四年復置仲景為涅陽人而傷寒論序末自署款稱南陽蓋書郡而不書縣也縣則今之南陽即漢之涅陽耳

時疫芻言

蜘蛛散 此即金匱治陰狐疝方也以之移治時疫義取定風

向陽大蜘蛛不拘箇數去頭足瓦上炙焦研爲細末

上好肉桂不拘分兩去粗皮亦研細末

二味先秤得蜘炭數若干桂心倍之各開存儲勿令

着潮出氣每服用蜘炭二分桂心四分拌勻用百沸

湯新汲水各半盞調沖不拘時與後開煎劑間服

昔者先大父少游贈公於道光二年壬午以天[illegible]時疫曾

裒一方以活人其病吐瀉腹痛脚麻轉筋大肉暴脫斃者

日以千計當時吾蘇名醫如徐炳南曹仁伯諸先輩皆謂

脾主四肢而司肌肉今病脚麻肉脱顯然脾病法當補土而參朮並投百無一救先大父曰此屬土敗補土是矣然土何以敗木賊之也木何以賊風動之也洪範云木曰曲直左氏傳云風淫末疾肢麻為末疾之徵轉筋即曲直之象是歲木運太過風氣流行故脾當受邪補土為王道藥無近功非急救之法故欲補土必先平肝欲平肝必先定風〻定而後以脾藥繼之庶可及救然於定風之劑如鈎藤天麻等味投亦罔効久之始有神悟乃取金匱方中蜘蛛肉桂二物研末為散方意蓋謂蜘蛛臨風結網長於定風性本微寒〻炙焦則變其寒性而為溫有開散之力佐以

肉桂木得桂而枯使木自平而風亦自息然後以本年運
氣勝復應用之藥另製煎方此方一出投無不利徐曹二
公奇之登門求方乃更作論一篇附於方後畀之而去由
此風行全活無算事已去今四十餘年人亦無能道之者
矣同治壬戌此疫復作其病大略相同而又多臚吊一候
臚吊者十指臚肉坎陷不起此與腳麻轉筋並屬風因竊
思壬午、壬戌、六壬之年同是歲木太過故脾土受邪亦同
而今歲甲子盛夏疫興仍屬臚吊抑又何也蓋以六甲之
年甲己化土甲為陽干為陽剛之土乃敦阜之紀也經云
歲土太過雨濕流行腎水受邪民病腹痛清厥意不樂體

重煩寃甚則肌肉萎足痿不收行善瘈脚下痛飲發中滿
食減四肢不舉腹滿溏泄腸鳴反下甚而太谿絶者死不
治經言如此竊以本年勝復之理釋之吐瀉交作必先腹
痛四肢逆冷身不發熱是為清厥皆陰寒水氣之病意不
樂脾志不舒也體重土氣不和也煩寃腎不上交於心也
土濕既盛脾先自病故肌肉萎今之肢冷臚脹非即肉萎
之謂乎肉萎不已至於足痿行瘈脚痛相連而及土亢勝
水、不涵木而筋亦病飲為水邪腎水被剋水邪泛濫中
土致湮故中滿食減而四肢不舉不舉則宜乎厥冷而臚
脹矣土太過而剋其所勝之水則水之子木即土所不勝

而為土所畏者也必求復母之仇腹滿溏泄腸鳴脬有所
畏而並病矣反者復也下甚者利之甚也土極而兼木復
之化其勢必然於此而求治法以以使脾陽通胃所補腎
氣泄肝木為土若腎不及補而太谿先絶則為不治之症
此何以故太谿者腎脉也穴在足内踝後五分跟骨上動
脉陷中蓋以子午之年陽明燥金遷正在泉而太陽寒水
以上年司天之右間降為新歲在泉之左間水運降地而
土運抑之更遇太過之土水愈不勝其侮所以腎病而太
谿絶太谿絶而兩手六脉亦與俱絶也總而論之六壬之
年以木勝土六甲之年以木復土一勝一復同為土木之

交即同為土木之病故蜘蛛一散仍可通用惟木勝則肝先自病蜘蛛散當先煎劑而服木復則脾先自病蜘蛛散當後煎劑而服或相間而服此則因時而小異耳爰就今歲甲子土勝木復之理謹製一方錄之於左

製附片厶　草果仁卞　宣木瓜乏　姜半夏厶

焦於朮乏　川厚朴厶　廣藿香厶　川桂枝卆

炙甘草卆　小青皮圡　炮乾姜卆　烏梅肉圡

虛甚脉不出加人參圡　蔥白五莖　寒甚倍附子

陰甚與陽藥格拒嘔惡者或煩躁者加童便一杯去頭足

猪胆汁三五匙　血滯皮肉色紫黑者加當歸身乏

嘔甚加生姜二片　瀉不止加肉果煨乎　腹滿加

丁木香各乂卜　積滯加神曲乚　山查乙

脾實去白朮甘艸　肝虛去青皮木瓜

論曰敦阜之紀雨濕流行腎中真氣被遏則火用不宣脾土轉失温煦肢之冷臟之陷一泒陰寒水氣此先後天交病之會也經云濕淫於內治以苦熱此方君附子純陽之品直達坎陽蒸動腎氣徧走經絡以掃陰霾回肢冷而起臟陷治脾即以治腎又云風淫所勝治以苦甘故臣白朮甘草以正脾之體佐用草果厚朴以宣脾之用夫脾爲陰土所惡在濕所畏在肝其取資則在於胃古人治脾必及

胃者胃氣不下降則脾氣不得上升胃不能游溢精氣脾無所資以達用故以白朮燥脾必兼厚朴平胃乃補臟通腑之法也土勝而至尅水ゝ之子木來復毋仇雖曰亢則害承乃制而肝為將軍之官動則其氣橫𢤱凌犯中州是宜泄之青皮以泄乙木ゝ瓜以泄甲木安甲乙即所以資戊己也再使以藿香之辛苓橫入脾絡炮姜之苦辛上行脾經半夏之辛潤下宣脾氣而桂枝以達木鬱烏梅以治肉姜則肢冷庶幾其回和臟陷或冀其復起種ゝ顧慮總不外乎開闢羣陰迎陽歸舍以奠安中土期其敦厚有資而狂飈可禦自不畏風氣之來復矣然而脉不出者終不

治也求其不治之治惟仲景四逆理中通脉白通數方而已四逆者即以四肢厥逆而名也陰陽氣不相順接便為厥理中者理中焦之氣即以交通陰陽也四逆湯加參通脉白通加葱白胆汁以陰氣太甚陽氣欲絕與辛熱之藥格不相入故加此以為向導也若夫四逆症具而無脉沈惡寒等陰象雖下利而並非清穀反下重者即是傳經熱邪熱深厥深之病投劑一差貽禍莫挽又有血虛而致四逆者亦與此症相反皆不可因此誤治大都氣交之病多屬臟氣淩犯與外來傷腑之邪治法不同而運氣之勝復尤病本之所在滑伯仁曰不明五運六氣檢盡方書何濟

戴人曰病如不是當年氣看與何年運氣同便向某年求活法方知多在至真中余故以壬午之病比類觀之竊取先大父就所病年運氣勝復製方之意而作是說以質世之明於醫理者

同治三年甲子夏六月朔日元和退士陸懋修九芝甫識

附挑痧法　少商穴在兩手大指内側之端去爪甲角如韭葉許　尺澤穴在兩肘中橫紋動脉應手處　委中穴在兩膝後中央約紋動脉䧟中　此三處是挑痧法

太谿穴在兩足内踝後五分跟骨上動脉䧟中　此一處爲

本年痧症最要挑後并可
用隔蒜艾火灸三五七壯

敬觀張氏永言齋石刻拓本書後

永言齋爲先侍讀公外舅撫軍先生別業石刻嵌壁諸

國初諸老題詞先公有五律一首備載九文一昆仲羨諸

撫軍公子渭於先公爲內兄也謹成長律即備張景伯

諸君

數行遺墨舊題襟想見詩成坐綠陰此地
林泉鬢谷李當年兄弟渼陂岑世家清白
郡公權衍石泓傳直到今佛得高陞
仍如在一條定可許相尋
詩栗原詩云虛堂快何由滿敬謝意自撰水泓
塋曲徑山峯引高吟人靜畫綿境清
心與似讀書真可澡氣得一塵無

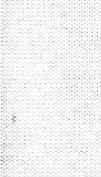

仲景方彙録

仲景方彙録

該書爲清陸懋修録《仲景方彙録》（一八五四）稿本，彙集《傷寒論》《金匱要略》二書主要方劑，并有若干批注。今僅有孤本存世。

形制

索書號一三一三二一。存一册，不分卷。書高二十五點六釐米，寬十五點八釐米。每半葉多爲十行，行約二十二字。無邊框行格。多行書，題詞、眉批、修改或用行草。

封面有陸懋修手書『甲寅年/林屋丹房/仲景方彙録』。此甲寅爲咸豐四年（一八五四）。封背有題詞一篇。卷首題『古方集録』，下有陽文朱印『北京圖書館藏』。

内容提要

該書《金匱要略》方前有『九芝』手書，記其彙録此書緣起。另封面亦記『林屋丹房』，故可確認此爲陸懋修抄録稿本。陸氏生平見前述。陸氏儒醫兼通，《清史稿》有傳。醫著甚多，有《陸懋修醫學全書》存世，收録了陸氏已有刻本的《世補齋醫書》《不謝方》《〈内經〉運氣病釋》等書。今存陸氏醫書的稿抄本、家藏批注醫書甚多。此《仲景方彙録》即爲其衆多稿抄本之一。其封面記『甲寅年』，當爲一八五四年抄成之稿本。

該書卷首又題名爲《古方集録》，分别抄録《傷寒論》《金匱要略》方。《傷寒論》方每方之上用花碼（民間計數符號）標名次序，共得一百一十三方。《金匱要略》則録前二十二篇（不録雜療方等三篇，但亦抄録少量《千金》《外臺》方）。諸方名下較少注明主治，僅出方組藥名，不出劑量、服法等。然眉批在若干醫方之後，常有陸懋修批注，或述其方之要，或述用方心得等。

該書看似僅抄録仲景醫書之方，然却是瞭解陸懋修學醫經歷及其對傷寒方認識的重要參考書。《傷寒論》方前的題識曰：『一部《傷寒論》，只有三種方。一曰辛散，桂麻諸方是也。一曰凉瀉，膏黄諸方是也。一曰温補，薑附諸方是也。升葛細辛統於桂麻，芩連柏梔統於膏黄，吴萸蜀椒統於薑附。六經之方，以此數語括之，頭頭是道矣！』又《金匱要略》方前題曰：『此册爲余初學醫時，先君子教以先識仲景方，乃合《傷寒論》《金匱要略》所有之方，合爲一編。偶有心解，即附贅於各方之下，此真是敲門磚也。及既得門而入，乃知後世千方，無不從此脱胎，熟此則更無庸泛騖，而取法已不竭矣！九芝。』以上言論皆是瞭解陸懋修治學的重要參考。

著録及傳承

該書未見清代書志記載。《中醫圖書聯合目録》首次著録北京圖書館（今國家圖書館）藏此書（書序號三〇〇三）〔一〕：『仲景方彙録/（清）陸懋修（九芝）撰/〔元和〕/稿本。』成書年定爲一八六六，此未顧及該稿本封面所載『甲寅』也。此後《全國中醫圖書聯合目録》《中國中醫古籍總目》均沿襲此記載。

〔一〕　中醫研究院、北京圖書館編：《中醫圖書聯合目録》，北京圖書館一九六一年鉛印本，第二七〇頁。

甲寅年

仲景方彙錄

梅屋丹房

一部傷寒論只有三種方 一曰辛散桂麻諸方
是也 一曰涼瀉膏黃諸方是也 一曰溫補薑附諸
方是也 蓋又升葛細辛統於桂麻 芩連柏梔統
於膏黃 吳萸蜀椒統於薑附 以此三方以盡
諸證 括之 則之 是道矣 今日之 治病諸 傳舍
三法言病即其病而說 所用其方者何邪

古方集錄

傷寒論

一 桂枝湯

桂枝 白芍 炙草 姜 枣

二 桂枝加附子湯

桂枝 白芍 炙草 姜 枣 附子

三 桂枝去芍藥加附子湯

桂枝 炙草 姜 枣 附子

四 桂枝麻黃各半湯

桂枝 白芍 炙草 姜 枣 麻黃 杏仁

越脾湯 麻石姜棗八 甘艸五錢矣

五 桂枝加厚朴杏仁湯

桂枝 白芍 炙艸 姜 棗 厚朴 杏仁

六 桂枝二麻黄一湯

桂枝 白芍 炙艸 姜 棗 麻黄 杏仁

七 桂枝二越脾一湯

金匱有越脾加朮湯去桂芍加朮又有越脾加
麦冬湯去桂芍加半夏

桂枝 白芍 炙艸 姜 棗 麻黄 石羔

八 桂枝去桂加茯苓白朮湯

白芍 炙艸 姜 棗 茯苓 白朮

以上太陽病用桂枝湯法第一

陰脈桂枝加白芍生姜各一兩
人參三兩新加湯

九 麻黄湯

温

温

麻黄　杏仁　桂枝　炙艸

十葛根湯　去杏仁加葛根

葛根　麻黄　桂枝　白芍　炙艸　姜　棗

ト葛根加半夏湯

葛根　麻黄　桂枝　白芍　炙艸　姜　棗　半夏

葛根黄芩黄連湯　凡以傷寒論中之方治温熱温温之病者共四十方以此為標

葛根　炙艸　黄芩　黄連

以上太陽病用麻黄湯法第二

大青龍湯　去白芍加石羔

石羔　麻黄　杏仁　桂枝　炙艸　姜　棗

治 治

小青龍湯
麻黄 桂枝 白芍 炙草 細辛 乾姜 半夏
五味子
以上太陽病用青龍湯法第三
小柴胡湯
柴胡 炙草 黄芩 半夏 人參 姜 棗
柴胡加芒硝湯
柴胡 炙草 黄芩 半夏 人參 姜 棗 芒硝
柴胡加龍骨牡蠣湯
柴胡 半夏 人參 姜 棗 龍骨 牡蠣 茯

浥　浥

芩　桂枝、大黃　鉛丹

柴胡桂枝湯

柴胡　炙草　黃芩　半夏　人參　姜　棗　桂枝

白芍　炙草

柴胡桂枝乾姜湯

柴胡　炙草　黃芩　牡蠣　桂枝　乾姜、栝蔞根　炙草

大柴胡湯

柴胡　黃芩　半夏　姜　棗　白芍、枳實　大黃

以上太陽病用柴胡湯法第四

大承氣湯

溫　溫　溫

大黃　厚朴　枳實　芒硝

非
小承氣湯

大黃　厚朴　枳實

非
調胃承氣湯

大黃　芒硝　炙艸

収
桃核承氣湯

桃核　桂枝　大黃　芒硝　炙艸

以上太陽病用承氣湯法第五

収
大陷胸湯　大陷胸丸去甘遂加葶藶杏仁

大黃　芒硝　甘遂

陷 陷 陷 陷

卝 大陷胸丸、

大黄 芒硝 葶藶 杏仁

非 小陷胸湯

栝蔞實 半夏 黄連

非 文蛤散

文蛤即海蛤五倍子殼過之名百藥煎

收 五苓散 治渇去桂枝

猪苓 茯苓 澤瀉 白朮 桂枝

卅 三物白散

桔梗、貝母、巴豆

瀉 瀉 瀉

△

卝 十棗湯
芫花 甘遂 大戟 十棗

卝 半夏瀉心湯
半夏 黄芩 黄連 乾姜 人參 甘草 棗

非 大黄黄連瀉心湯
大黄 黄連

収 附子瀉心湯
附子 黄芩 黄連 大黄

服 生姜瀉心湯
生姜 半夏 黄芩 黄連 乾姜 人參 甘棗

溫 溫 溫可不選

甘草瀉心湯
炙艸 半夏 黄芩 黄連 乾姜 棗
赤石脂禹餘糧湯
赤石脂 禹餘糧
桃花湯
赤石脂 乾姜 粳米
旋覆代赭湯
旋覆花 半夏 代赭石 人参 甘艸 姜 棗
桂枝人参湯 即理中加桂
桂枝 炙艸 人参 白朮 乾姜
瓜蒂散
瓜蒂 赤小豆

以上太陽病用陷胸湯法第六

小建中湯 治肺經清而已傳

桂枝　白芍　炙草　姜　棗　膠飴 即餳糖

桂枝去白芍加蜀漆龍骨牡蠣救逆湯

桂枝　炙草　姜　棗　蜀漆　龍骨　牡蠣

桂枝加桂湯

桂枝　白芍　炙草　姜　棗

桂枝甘草龍骨牡蠣湯

桂枝　炙草　龍骨　牡蠣

抵當湯 抵當丸藥味仝

證
大黄 桃仁 蝱蟲 水蛭
抵當丸
大黄 桃仁 蝱蟲 水蛭

證
白虎湯
石羔 知母 甘草 粳米

證
白虎加人參湯
石羔 知母 甘草 粳米 人參

證
黄芩湯
黄芩 白芍 甘艸 棗

證 可下證
黄芩加半夏生姜湯

黄芩 白芍 炙艸 棗 半夏 姜

黄連湯

黄連 乾姜 桂枝 半夏 人参 棗

於 桂枝附子湯

桂枝 炙艸 姜 棗 附子

此方條是除芍去之 即桂枝附子去芍桂加朮方也

於 朮附子湯

白朮 炙艸 姜 棗 附子

救 炙甘草湯 即復脈湯 治脈結代而心悸

炙艸 人参 麦冬 阿膠 生地 麻仁 桂枝 全從汝酸棗仁

姜 棗 酒 葱

觀小建中湯及此湯之處方 桂枝湯加味而和其經之物矣

前症脈弦濇 此症脈結代 皆陽不通之故 故並用桂枝通陽

甘草附子湯

甘草　附子　桂枝　白朮

以上太陽病雜療法第七

承氣湯　桂枝湯　白虎湯　小柴胡湯　麻黄湯

梔子豉湯

梔子、香豉

猪苓湯

猪苓　茯苓　澤瀉　滑石　阿膠

四逆湯

炙草　乾姜　生附子

温 温 温

發 茵陳蒿湯

茵陳 梔子 大黄

廿 呉茱萸湯

呉茱萸 人参 姜 棗

上 麻子仁丸

麻仁 杏仁 白芍 大黄 厚朴 枳實

上 梔子柏皮湯

梔子 黄柏 炙艸

上 麻黄連軺赤小豆湯

麻黄 連翹 赤小豆 杏仁 姜 棗 生梓白皮 如無以茵陳代之

以上陽明病狀

以

小柴胡湯方見前

以上少陽病狀

均

桂枝加大黃湯

桂枝　白芍　炙艸　姜　棗　大黃

以上太陰病狀

北

麻黃附子細辛湯

麻黃　附子　細辛

比

麻黃附子甘草湯

麻黃　附子　甘草

澁

上 黃連阿膠湯

黃連 黃芩 白芍 阿膠 雞子黃

攻 附子湯

附子 人參 茯苓 白朮 白芍

斗 桃花湯

赤石脂 乾姜 粳米

澁

之 猪膚湯

猪膚、白蜜、白粉 或曰鉛粉或曰粳米粉或曰糯米粉

澁

以 甘草湯

甘草

澁 湯 [illegible]

〣〡 桔梗湯

桔梗 甘草

〣〢 苦酒湯

苦酒 半夏 雞子去黄納苦酒於殻中

〣〣 半夏散及湯

半夏 桂枝 炙草

〣〤 白通湯

生附子 乾姜 葱白

〣〥 白通加猪胆汁湯

生附子 乾姜 葱白 人尿 猪胆汁

溫

진 眞武湯

白朮 白芍 白茯苓 姜 附子

통 通脈四逆湯

炙甘 乾姜 附子 葱

사 四逆散

炙甘 枳實 柴胡 白芍

저 猪苓湯 承氣湯 方見前

以上少陰病狀

오 烏梅丸

烏梅苦酒漬 蜀椒 桂枝 乾姜 附子 細辛 黃柏

黃連 當歸 人參

卅三 當歸四逆湯

當歸 細辛 桂枝 白芍 吳茱 通草

卅四 吳茱萸生薑湯

吳茱萸 生薑 酒炙

卅五 茯苓甘草湯

茯苓 甘草 桂枝 生薑

卅六 麻黃升麻湯

麻黃 升麻 當歸 知母 黃芩 萎蕤 麥冬

乾薑 甘草 白朮 白芍 白茯苓 桂枝 石羔

乾姜黄芩黄連人參湯

乾姜　黄芩　黄連　人參

白頭翁湯

白頭翁　秦皮　黄連　黄柏

桂枝湯　承氣湯　小柴胡湯

以上厥陰病狀

白虎湯　真武湯　五苓散

桂枝加白芍生姜人參湯

桂枝　白芍　生姜　炙艸　棗　人參

茯苓桂枝甘草大棗湯

茯苓　桂枝　炙艸　棗

中
汗　桂枝甘草湯
桂枝　炙艸

汗　厚朴生姜半夏甘草人参湯
厚朴　生姜　半夏　炙艸　人参

温
双　芍藥甘草附子湯
白芍　炙草　附子

汗　甘草乾姜湯
炙艸　乾姜

温
中
汗　芍藥甘草湯

注　注

苓桂朮甘湯
茯苓　桂枝　白朮　炙艸
白芍　炙艸

茯苓四逆湯
茯苓　乾姜　炙艸　人參

梔子甘豉湯
梔子

梔子甘草湯
梔子　甘草

梔子生姜湯

[illegible] [illegible]

梔子 生姜

于 梔子厚朴湯

梔子 厚朴 枳實

于 附子乾姜湯

附子 乾姜

双 梔子乾姜湯

梔子 乾姜

弘 麻杏石甘湯

麻黄 杏仁 石羔 甘艸

以上發汗吐下後病狀

澁

짜 四逆加人参湯
炙草 乾姜 附子 人参

꼬 理中湯
人参 白朮 甘草 乾姜

챠 通脉四逆湯加猪胆汁湯
炙草 乾姜 附子 葱 猪胆汁

燒裩散 以上霍亂病状

짜 燒裩散
婦人裏袴

저 枳實梔子湯

渋 渋

△ 枳實 梔子 香豉

△ 牡 牡蠣澤瀉散、

牡蠣 澤瀉 商陸 蜀漆 葶藶 海藻 栝蔞根

△ 竹 竹葉石羔湯 仲景用人參者共二十方

竹葉 人參 麦冬 甘草 粳米 石羔 半夏

理 理中丸 即湯也人参白朮散

人参 白朮 炙草 乾姜 以上陰陽易勞復

△ 蜜煎導

△ 猪胆汁導

六面小柴胡湯方重出百十三 理中丸併入百〇七 理中湯為百十二

加冊導法為百十三方 前共八[illegible]十味 除石經用共廿味

此冊為余初學醫時先君子教以先識
仲景方乃合傷寒論金匱兩書所有
之方合為一編偶有心得即附數語於各
方之下此真是敝帚之享也況以而一
乃為濟世手方[illegible]不足月脫稿雖當然此
明要者篇法鑿而取讀已不謂矣九芝

古方集録

金匱要略

臓腑經絡先後病脉證第一 無方

痓濕暍病脉證第二

○栝蔞桂枝湯 治柔痓 痓為風濕合邪主之以栝蔞根減其肉裡之熱且味苦入陰撤熱邪而生津佐以桂枝生姜之辛[illegible]遂表[illegible]風白芍之酸[illegible]斂陰不使營血妄動致汗大出以甘草大棗助胃補中俱為八邪言治而濕亦可以除矣蓋瀉熱而濕去乎下者正所以祛風而濕去于表斂陰正所以通泉助胃正所以通陽何莫非祛風除濕並治之義乎

栝蔞根　桂枝　白芍　炙草　姜　棗

仝

葛根湯 治剛痓 葛根發肌肉之邪麻黄散營分之寒姜桂甘棗溫中助陽白芍斂陰不使過營發汗營衛合病濕入隧道合之而成祛風除濕散寒之功也

葛根　麻黄　桂枝　白芍　炙草　姜　棗

仝

大承氣湯 此以濕熱之邪大盛於裏壅塞為患甚於胃實故於痓病表症之外另立一治裏之法也 其症目直視脉實急角弓反張身俾讝直至不識燥渴難之害

大黄　厚朴　枳實　芒硝

治病方選

仝

瓜蒂散 治湿 内鼻中

瓜蒂 為末

麻黄加朮湯 麻黄太陽表實桂去太陽表湿杏仁泄気降逆朮甘燥土和中治湿病之表有湿滞之一法利小便是也治湿病之表有開鬼門一法取微汗是也

麻黄 杏仁 桂枝 炙草 白朮

麻杏薏甘湯 麻黄散寒桂温于表甘草治中除湿于裏杏薏降泄逆気併用因之湿不歛風水逆汗症為湿之表内外兼理一方当之法也

麻黄 杏仁 薏仁 炙草

防已黄芪湯 防已為宣気除湿之品一味而外是属補中燥土固表之剤芪朮甘棗之内治表多防已生姜外治表少大不同於麻黄之用而是此證汗出悪風虚實之分是表虚而不能發散之証以其久病之湿也

防已 黄芪 白朮 炙草 姜 棗

仝

桂枝附子湯 桂枝附子症脈無湿證白朮附子症脈兩有便而湿

桂枝 附子 炙草 姜 棗

治病方選

仝 白朮附子湯 治痓 陽虛浅寒以大棗無外補中溫經而徐以桂枝之辛散附子之溫經為治外之用此方專以其人素虛風寒外襲太陽故用前方也

白朮 附子 炙艸 姜 棗 後方則并桂枝不用恐反損陽之根并上而只以白朮扶陽通水無非為溫助陽術計耳

仝 甘草附子湯 治痓 溫中燥濕救寒表裏並治之劑

甘草 附子 白朮 桂枝

仝 白虎加人參湯 治暍 石羔辛涼以救暑熱知母苦寒以清內熱甘草粳米人參補虛益氣除寒溫而拒暑暍假熱清而不救寒其裏寒

石羔 知母 甘草 糯米 人參 濕去而不復虛其表一了百當之法也

仝 一物瓜蒂湯 治暍

瓜蒂

百合狐惑陰陽毒第三

百合病氣病也肺病也

百合色白味甘平大陰之補劑也無小花

百合知母湯 氣之為病非實而不順即虛而不足百合甘平無毒主邪氣蓋氣病則正氣亦為邪氣治其氣而邪氣復為正氣矣百合以一

畫間餐頁 在下

百合 知母 物室順利不補益故諸方皆以爲君此用之知母佐之以清肺經之熱而助百合以滋邪氣其宜通補正氣其去勝滯也誤汗

滑石代赭石湯

百合 滑石 代赭石 前方知母清肺治氣虚代之原此方滑石利水治氣代之流又以赭石杜塞歧路不使正氣亭淹而下助百合爲理其也此方治誤下症

百合雞子湯

百合 雞子黄 又有誤吐者用雞子黄佐百合以周陰上以使陰雞子黄補之以救陰而百合之清熱故也

百合地黄湯

百合 生地黄汁 甚有未經吐下而病不已者用地黄助百合滋陰降火佐滋平補也蓋氣久鬱則生熱氣生熱則耗陰故治陰之又取其清也

百合洗方

栝蔞牡蠣散 百合病渴不差者加栝蔞根苦以清熱肺牡蠣以鹹潤以利水熱清濁降正氣行而渴止矣

栝蔞根 牡蠣 共爲末

百合滑石散 共有百合病身發熱者 正是之氣鬱而内生之熱 故熱發於表 仍用百合理氣 佐以滑石利水 水從下而内熱深 内熱深下而表熱退也 引伸之者 猶下去之順之氣 補氣之理

百合 滑石 共爲末

甘草瀉心湯 治狐惑 此湯治惑入於喉 金鑑敘之

甘草 人參 大棗 黄芩 黄連 乾姜 半夏

苦參湯洗方 治蟲蝕下部

雄黄薰方 治蟲蝕肛

赤小豆當歸湯散 治陰陽毒

赤小豆 當歸

升麻鼈甲湯 治陽毒 去末二味 治陰毒

升麻 當歸 甘艸 鼈甲 蜀椒 雄黄 非也 此去二味治陰毒 金鑑敘之

書用廻今也
氣至日行於陽
夜行於陰司開
闔以行營衛
和陰陽

雲母根而陽起
石下有雲母上多
雲氣性溫氣升
乃升發陽氣之
藥牝瘧屬陽虛
逐陰邪而起陽
之氣

鼈甲以消瘀邪一層正合煩灶灰所浸酒去瘕散以為君

瘧病第四 小柴胡桂枝大承氣三湯三方攷以前已見者并從省正

鼈甲煎丸 另錄 共廿三味 治瘧母 氣血倶共得消解化清熱散

白虎加桂枝湯 治溫瘧 治溫瘧寒熱之症不容不救陽之清陽故石用白虎並熱由 借桂枝化水而行之也

石羔 知母 甘艸 粳米 桂枝 表邪所犯又不得不解表以逐邪故石加桂枝也

蜀漆散 治寒瘧 瘧多寒者名曰牡瘧 酒為水邪而犯心藏故名牡藏以少陰君火

為訣湯之主故以陽名之證水邪挾熱並千犯心名曰牡瘧言此瘧

蜀漆 雲母 龍骨 為犯心之瘧也蜀漆牡蠣兩方俱治牡瘧

牡蠣湯 附 金鑑以瘧多寒者為牝瘧蜀漆散之

牡蠣 麻黃 甘草 蜀漆 之苦功能治瘧所以性多升發能遠逐陽氣於上湯瘧加之 蜀漆上行其升發之力

溫病方選

柴胡去半夏加栝蔞湯 附 此即柴胡湯也而去半夏加栝蔞根以半夏之苦入以

柴胡 黃芩 人參 甘艸 姜 棗 栝蔞 蔞根之苦又能入肺以當此少陽之邪有劇入以生大 而少陽之邪及乃助長 此加減之義也

千金方用鼈甲十二片

鼈甲 烏扇 黄芩 柴胡 鼠婦 乾姜 大黄 桂枝 石韋 厚朴 紫葳 半夏 阿膠 芍藥 牡丹 䗪虫 葶藶 人参 瞿麦 蜂窠 赤硝 蜣螂 桃仁 煅竈下灰

仝

柴胡桂姜湯 治瘧寒多 附

柴胡 桂枝 黄芩 乾姜 栝蔞根 牡蠣 甘艸

中風歴節病第五

侯氏黑散 菊花潤肝燥而散風邪為君参苓朮乾姜牡蠣礬石持陽除土利水以除痰飲之淵積細辛防桂桔梗杜枝南歸行氣固表驅邪黄芩以清裡熱芎歸行入血

菊花 白朮 茯苓 人参 乾姜 牡蠣 礬石 合羣箭之中至非而捷徑穩卹

細辛 防風 桔梗 桂枝 黄芩 當歸 川芎 推治虚實陰陽臟腑之率治也

風引湯 此方除風和小清熱祛風為熱甚於內風淋於外治風邪以治火升立法而不宜於真虚癱中者也

大黄 石羔 寒水石 滑石 紫石英 白石脂 風邪在中臟中腑則痰於不救

赤石脂 桂枝 炙艸 龍骨 牡蠣 乾姜 愈

防已地黄湯 此方風因虚治宜以生地黄汁引諸風邪之味於血分中而但欲風中者劑此之法而不宜於非風虚熱者也

三一九

防已 桂枝 防風 炙艸 生地黃汁

頭風摩散 治大寒犯腦

附子 鹽

桂枝芍藥知母湯 治歷節風濕熱三邪爲患主之以桂枝防風麻黃生姜辛燥以治風濕芍藥、知母酸寒苦寒生血清熱白朮甘草甘平補中風濕熱三邪並除之法也附子走濕邪於經隧中助麻桂而驅逐和以溫經也陽虛之人非扶助其陽則邪之入于筋骨間者難于驅出故不離其辛溫苦降實之人則宜減附加芍

桂枝○白芍○知母 麻黃 防風 白朮 炙艸

附子 姜

烏頭湯 治脚氣

此方病歷節不可屈伸疼痛者主之又治脚氣

麻黃 白芍 黃芪 炙艸 川烏

前方烏頭治風佐以麻黃引出太陽且以除濕用白芍以補血治其澀也用芪草以補氣治其枯也後方則因濕寒于下而熱衝於上外治之法除下濕而熱自散也二方兩歷節內治外治異其[illegible]祛風濕補氣血而已

礬石湯 治脚氣沖心

礬石 浸脚沒腫

三二〇

古今錄驗續命湯 桂治御風麻治攣風並扶實邪芎歸補血參草補氣石膏主
清熱生津固寒熱因痰火氣內因一方並理之也

麻黄 杏仁 桂枝 炙艸 石膏 人參 當歸

川芎 乾姜 乾姜開鬱化痰杏仁降氣豁痰

「千金三黄湯 此方以獨活代桂枝為風入之深者設也以細辛代乾姜為陰邪入於經者設也以黄芩
代石膏為陰鬱於下熱甚於上者設也以黄芪補虛熄風亦內外兼治

麻黄 黄芩 黄芪 獨活 細辛

「近効方朮附湯 此方主治虛寒中風之專治而不從標表治也朮草補中附子回陽

白朮 附子 炙艸 姜 棗

崔氏八味丸 此方主治下虛中風之專治亦不從表治也八味溫腎水益相火並
壯水益火二義

乾地黄 山茱萸 懷山藥 丹皮 茯苓 澤瀉

桂枝 附子

千金方越婢加术湯

麻黄　石羔　炙草　姜　棗　白术

麻黄散邪於表，以肉不致去熱，再加石羔清内熱，三原一以桂枝表熱汗出而肇虚，抽薪計也。术草姜棗俱以補中之裏，治所以保正氣之根，不使陽隨汗出，陰隨熱耗也。若風加附子，又為陰多汗出者預設一防，故此方凡虚者中風身熱汗出表虚陽俤其嘈亡裡益也。

血痺虚勞病第六

黄芪桂枝五物湯（一名黄芪五物湯）

黄芪　桂枝　白芍　姜　棗

方治血痺，亦治風痺，以黄芪為主，固表補中，佐以大棗；以桂枝治衛，佐以生姜；芍藥入營理血，共成厥美。五物而營衛兼理矣。此方专治血痺。

桂枝加龍骨牡蠣湯

桂枝　白芍　炙草　姜　棗　龍骨　牡蠣

此治失精亡血，係与於桂枝湯驅風行衛之事不云，桂枝扶陽也，芍藥補陰也，以收氣，佐以生姜而宣浮熱也，甘草大棗益胃氣也。加龍骨牡蠣之澀，以收固胃中亡虚滑脱之氣，於是精固而遂陰收，不浮方可保護滋補。

小建中湯

桂枝　白芍　炙草　姜　棗　膠飴

桂枝生陽扶陽，甘草大棗益胃，佐以芍藥收陰而助以膠飴，從中而治之，意在多耳，而與桂枝湯之為表同也。

黄芪建中湯

此治虚勞裏急，非裏表急，因重之謂乃虚，形無主之說也，加黄芪而氣虚之甚者，段耳津枯之甚亦可以加人參。

黄芪固衛，白芍營豈，桂枝調和營衛，枳實表衰壯卻以出，佐以生姜宣衛去棗之益脾，而至芍而易之治，然仍以調營紫衛而平積，以散卻而未也。

遂之氣衰急，衛隨之病意也。

黄芪　桂枝　白芍　炙草　姜　棗　膠飴

八味腎氣丸　補陰之虚可以生氣助陽之弱可以化水補下治下之良劑也

乾地黄　山萸　山藥　丹皮　茯苓　澤瀉

附子　肉桂

薯蕷丸　此方生津益氣補氣以養血復治之方也　虚勞百病人資補之之上推而受救而蘇之

和調肉其益氣而氣血平和補益[illegible]

（脾胃主藥）

山藥　人參　白朮　茯苓　甘草　乾姜　棗

豆黄卷　神曲　歸身　川芎　地黄　白芍

（以上理脾胃滋血益氣）（以上甘散邪熱）

麥冬　阿膠　柴胡　桂枝　防風　杏仁

（以上[illegible]血潤陰）（以上[illegible]開鬱）

桔梗　白斂　神曲開[illegible]　柴胡升少陽之氣

酸棗湯　酸棗仁[illegible]

熱虚勞煩不得眠[illegible]

李彭曰[illegible]

大黄䗪虫丸主[illegible]
乾血勞[illegible]
[illegible]
[illegible]
山藥不[illegible]
[illegible]
四君[illegible]
麥冬[illegible]
歸身[illegible]桔梗杏仁[illegible]
桔梗[illegible]桂枝[illegible]
防風[illegible]

酸棗仁　茯苓　川芎　炙草　知母

「大黃䗪蟲丸　方不錄

仝　炙甘草湯　即復脈湯

炙草　桂枝　姜　人參　棗　麥冬　麻仁　生地　金鑑此作酸棗仁

阿膠　甘草桂薑參棗補陽生衛助其氣也麥冬麻仁生地阿膠益陰以養營血　其要也此陰陽兩補之法

「肘後獺肝散　自小建中以下六方隨症施治虛勞之法備矣

獺肝

百勞丸　方不錄

肺痿肺癰咳嗽上氣病第七

仝　甘草乾姜湯

甘草 乾姜

射干麻黄湯

射干 麻黄 生姜 細辛 紫菀 款冬 五味

半夏 大棗

内經曰肺苦氣上逆急食苦以泄之射干紫[illegible]
菀之苦以泄逆氣也以辛瀉之麻辛生姜
半夏之辛以散風邪也以酸收之以酸補
之五味子之酸以補不足虚則補其母大棗
之甘以補其母也此方温散勝於[illegible]湯中
方治咳而上氣喉中有水雞聲 此方治因寒
飲射肺

皂莢丸（此治預消肺癰將成者主之）

皂莢方 棗膏和丸

厚朴麻黄湯

厚朴 杏仁 半夏（細辛） 麻黄（石膏） 乾姜 五味子 小麥

澤漆湯

澤漆 半夏 黄芩 白前 紫菀 生姜 桂枝

瀉病方選

瀉病方選

人参　甘艸

麦門冬湯　此治胃中津液枯燥虚火上炎之病若用瀉火之剤

麦冬　半夏　人参　甘草　粳米　大棗　加半夏
寒凉之藥而反害胃口[illegible]

葶藶大棗瀉肺湯　此方用参麦草棗粳米以補中氣大生津

葶藶　大棗　液中加以半夏一味利咽下氣實者[illegible]方彼不

全　桔梗湯　此治膿成之後[illegible]　知其徒用知母貝母以為生金之確[illegible]

桔梗　甘艸　[illegible]而已矣　此方治虚火沖肺

越婢加半夏湯　治肺脹咳逆上氣而喘目如脱状此外邪内飲壅塞

麻黄　石膏　炙艸　生姜　大棗　半夏　胸中之氣[illegible]用辛温之[illegible]

小青龍加石膏湯　此与越婢加半夏湯俱是[illegible]

[illegible]

麻黄杏仁[illegible]石
[illegible]甘草
[illegible]
[illegible]
[illegible]下氣

三二六

麻黄 桂枝 白芍 炙艸 細辛 半夏 乾姜

五味子 石膏

千金甘草湯

甘草

千金生姜乾甘艸湯

生姜 甘艸 人参 大棗

千金桂枝去芍薬加皁莢湯

桂枝 炙艸 姜 棗 皁莢

仝

外台桔梗白散 即三物白散

桔梗 貝母 巴豆

治病方選

千金葦莖湯

葦莖　薏仁　桃仁　瓜瓣

奔豚氣病第八

此治往来寒熱
胸脇痛腹痛至
厥陰少陽之邪也

奔豚湯　芎歸芍草調養厥陰少陽血氣之正而邪相外出以芩葛
半夏生姜散結李根白皮為奔豚之專藥熱而逆可散

炙艸　半夏　生姜　黄芩　生葛根　李根白皮

當歸　川芎　白芍

治病方選

仝

桂枝加桂湯　此病臍下因於寒水也

桂枝　白芍　炙艸　姜　棗

仝

茯苓桂枝甘艸大棗湯　此治臍下悸是陽氣虛而腎邪上逆也臍下悸者腎氣發動之兆也茯苓從水以伐腎邪桂枝行陽以散逆氣甘草大棗甘温助脾土以制腎水也

用甘瀾水益　甘瀾水法揚之萬遍水上有珠數十顆相逐而後用

茯苓　桂枝　甘艸　大棗

胸痺心痛短氣病第九

栝蔞薤白白酒湯 辛以開胸痺，滑以行結氣

栝蔞 薤白（重用） 白酒

栝蔞薤白半夏湯

栝蔞 薤白（輕用） 白酒 半夏 半夏之苦開散行氣，減薤白之溫，加半夏之辛燥，滌痰除膩益速

枳實栝蔞薤白桂枝湯 治心中痞氣，胸滿氣結，脇下逆搶心

枳實 厚朴 薤白 桂枝 栝蔞 此方倍用枳朴者，以破氣降逆而下也

仝 人參湯 即理中湯

人參 白朮 甘草 乾姜 此方即理中湯，以溫中補氣而已也。可知痛有補法，塞因塞用之義

茯苓杏仁甘草湯 邪氣阻塞胸膈，肺氣不得宣，結而不利，故短氣不足，以急用杏仁使肺氣下通，用茯苓以通水道下行

胸痹方函

茯苓　杏仁　甘草

橘皮枳實生姜湯　陰寒之閣加鉄俳寒上逆氣宜之 [illegible]

橘皮　枳實　生姜　散邪下閣

薏苡附子散

薏仁　附子　薏仁入肺和氣附子温中而寒散其效更速
又下氣寛中
又温中散邪
散邪甚于陽 [illegible]

桂枝生姜枳實湯

桂枝　生姜　枳實　通陽氣破滯氣理氣開結清痰氣消滿氣散寒氣 加乾姜 加人參
補中氣加甘草白朮和中氣

赤石脂丸

赤石脂　烏頭　附子　乾姜　蜀椒

九痛丸

治病方選

附子 乾姜 呉茰 人参 巴豆 狼牙

胸滿寒疝宿食病第十

厚朴七物湯 治寒滿者卽傷寒陽明裏邪感攻表而表有餘合顯 5大柴胡

厚朴 甘草 大棗 桂枝 生姜 大黄 枳實 嘔加半夏

附子粳米湯 腹痛雷鳴胸脇逆滿嘔吐者附子粳米湯主之

附子 半夏 甘草 大棗 粳米 所以腸寒氣而和内外也

厚朴三物湯 腹滿痛而下利者理中湯以温其寒腹滿痛而便閉 者厚朴三物湯以通其下

厚朴 大黄 枳實

全

大柴胡湯 治心下滿痛有潮熱者此兩表裏俱実當下之也

柴胡 黄芩 半夏 白芍 大黄 枳實 姜 棗

大承氣湯見前

大建中湯 心胸大寒痛嘔不能食腹中寒氣上衝皮起出見有頭足是上下痛不可觸近此由大寒蜀椒乾姜大散寒

蜀椒 乾姜 人参 飴糖 邪人参膠飴大建中氣

大黃附子湯 脇下偏痛發熱其脈緊弦此寒實也宜温下之

大黃 附子 細辛 加細辛散其脇邪也

脇内脈緊陰寒風寒邪也其發熱亦温

氣被鬱所致是以非温不能已其寒

赤丸治脇痛

茯苓 半夏 烏頭 細辛 治脇下偏痛寒實

烏頭煎治寒疝

烏頭

當歸生姜羊肉湯 治寒疝繞臍痛脇支滿裏急

尸當歸一生姜　羊肉

烏頭桂枝湯　治有表邪而挟内寒之症

烏頭　桂枝　白芍　炙艸　姜　棗

仝

外台柴胡桂枝湯　治有表邪而挟内熱之症

柴胡　黄芩○　半夏　人参　桂枝　白○芍○　炙艸

姜　棗

外台走馬湯　治中悪

巴豆　杏仁

大承氣湯　見前　治宿食

瓜蒂散

治病方選

瓜蒂　赤小豆
風寒積聚病第十一　此方金匱缺之
旋復花湯　治肝着
旋復花
仝　麻子仁丸　治脾約　右用丸寸乃如梧子
麻仁　杏仁　白芍　枳實　大黄
甘草乾姜茯苓白朮湯　治腎着　腰冷如坐水中腰以下重如帯
甘草　乾姜　茯苓　白朮　五千銭
痰飲咳嗽病第十二
仝　苓桂朮甘湯　治痰飲　茯苓滲膀胱逆飲出下竅因利而去桂枝通陽輸
水走皮毛從汗而解白朮燥湿佐茯苓清痰以[illegible]

治病方選

茯苓　桂枝　白朮　甘草　朮同甘草補中佐桂枝建土以制水

腎氣丸見前　以治痰飲　卿也君臣佐使備矣　苓方益土之氣以行水此方治腎之氣以行水

凡水停阻礙呼吸之氣短苓方呼氣短

其症勝之濁者得也苓方以通其陽

甘遂半夏湯　治留飲

甘遂　半夏　白芍　甘草

白蜜

陽氣未通則濁陰之氣乘矣吸氣短

短者腦腎肝之陰有礙也此方以通

十棗湯　治懸飲　解見次　治病方選

芫花　甘遂　大戟　大棗

其陰之氣未通則小便之閉閉矣以

呼出心与肺吸入腎与肝也

大青龍湯　治溢飲之属痰熱者

麻黄　杏仁　桂枝　甘草　姜　棗　石膏

小青龍湯　治溢飲之為水寒者

麻黄　桂枝　白芍　甘草　乾姜　五味子

留其行之甘遂以決水飲結其散之半夏以散痰結然恐太過佐以白芍收甘緩此約之之法也　全

靈樞曰約方猶約囊也　全

方是也　全

治病選

治病選

細辛　半夏

木防已湯治膈間支飲　水邪閑陰清内痞堅

木防已　石膏　桂枝　人參　木防已通行十二經絡 膈間上中下三焦之氣方中用

木防已加茯苓芒硝湯　人參以益胃經以下結之邪

木防已　桂枝　人參　茯苓　芒硝　虛者服之即愈石膏慎用

茯苓通接水道芒硝峻開堅結服方

方去石膏加芒硝茯苓

未有石膏其也

澤瀉湯治心下支飲

澤瀉　白朮

厚朴大黃湯治支飲腹滿　即小承氣湯

厚朴　大黃　枳實

葶藶大棗瀉肺湯見前治支飲不得息　葶藶苦以泄肺大棗甘以和擱藥緩峻劑

三三六

治病方選 治病方選

小半夏湯

半夏 生姜

小半夏加茯苓湯

半夏 生姜 茯苓

己椒藶黄丸

防己 椒目 葶藶 大黄

己椒道寸飲於前湯中之小便出處甚非飲於後渇者之大便出前水有[illegible]便後閉滅而水飲於脾氣[illegible]澤瀉利之渡最渇則最甚於白乾[illegible]焙矣亦加芒硝以[illegible]脾土

仝

五苓散

猪苓 茯苓 澤瀉 白朮 桂枝

外台茯苓飲

茯苓 人参 白朮 生姜 枳實 橘皮

十棗湯見前　合以攝飲作竟　三物專其一以從之能直達水飲窠囊之但恐峻利傷人矣又甘以緩之以脾之氣補土制水也

桂苓五味甘草湯　以下五方治咳逆倚息不得臥者小青龍麻黃乾姜辛熱大劑而誤汗出而已故加減爲主人之

桂枝　茯苓　甘草　五味子

苓甘五味姜辛湯

茯苓　甘草　五味子　乾姜　細辛

桂苓五味甘草去桂加乾姜細辛半夏湯

茯苓　五味子　乾姜　細辛　半夏

苓甘五味加姜辛半夏杏仁湯

茯苓　甘草　五味子　乾姜　細辛　半夏　杏仁

苓甘五味加姜辛半杏大黄湯

茯苓 甘草 五味子 乾姜 細辛 半夏

杏仁 大黄

消渴小便利淋病第十三

腎氣丸治便利之消渴

蓋表利水止渴生津益其人之脉[illegible]

五苓散治便不利之消渴

而身有微熱小便不利而渴者方宜

文蛤散治渴欲飲水不止

文蛤

或曰文蛤即今人家所食花蛤以其味鹹利水除熱故[illegible]

試而不效當考五倍子亦名文蛤按本草之名曰百藥煎

大能生津止渴故當用之

蒲灰散以下三方俱治小便不利而不渴者

蒲灰 滑石

蒲灰是香蒲

席矣灰用之

屢試屢驗矣 具[illegible]金

滑石白魚散

金鑑云[blot]亂

髮為血分藥

鑑所載宜通用之

渴

渴病方述

治

在血分者不渴

滑石　亂髮　白魚

茯苓戎鹽湯　咸而潤宗大腎破此方明其不渴可知

茯苓　白朮　戎鹽　白朮燥濕茯苓滲泄戎鹽潤下

栝蔞瞿麥丸　山藥花粉潤燥生津瞿麥滲泄利水炮附宣通陽氣上蒸津液下行水氣與腎氣丸之要劑而與五苓[illegible]明主表裏之

栝蔞根　瞿麥　茯苓　山藥　附子　別彼用桂枝之表此用附子溫裏世只人將

全

豬苓湯

豬苓　茯苓　澤瀉　滑石　阿膠　此宜熟悟為合法

水氣病第十四

治病方治並

己黃朮草薑棗

防己黃耆湯見前　風邪感於表而水邪盛於裏故防己黃耆湯治風濕實感於表又汗出惡風衛氣不固　因熱盛於裏越婢湯治風水之在皮膚而陽氣[illegible]者防己茯苓湯

治風水惡風身

汗出脈浮而渴

越婢湯　麻黃驅邪於表甘草薑棗益胃於裏石膏專治為溫[illegible]扶熱方

中氣治水不能燥邪清熱補中益胃無非治水也

續自汗方二十六

熱

麻黃　石羔　甘草　姜　棗　惡風加附子　風水加朮　此湯入傷寒　燥土健脾制水

防己茯苓湯　防己茯苓驅風治水黃芪補氣甘草和陽　風水皮水通治而相濟之氣

至于表虛者宜之

防己　黃芪　炙草　茯苓　桂枝

甘草麻黃湯　益中氣散風濕裏有水宜畏風寒外熱者所宜也

甘草　麻黃

全

麻黃附子湯　治少陰病水腫脈沉而微細者助其命門真火以逐寒水也

麻黃　甘草　附子

附　杏子湯　即麻杏石甘湯　或云即三拗湯

蒲灰散見前　即蒲席燒灰名救水腫皮膚者撲之

此方專治黃汗

黃芪白芍桂枝苦酒湯　苦酒止汗太急以汗出於心急止之如前云　故當心煩至六七日乃解正滯邪結通耳

黃芪　白芍　桂枝　苦酒

桂枝加黄芪湯 治風水悪風而自汗出者表虚也

桂枝 白芍 炙草 黄芪 姜 棗

桂枝去芍薬加麻黄細辛附子湯 治衛陽虚弱陰盛而病風水皮水之可発汗者

桂枝 炙草 姜 棗 麻黄 細辛 附子

枳朮湯 治裏水之可攻而不可発及其白朮以補之枳実以破堅其心下水氣虚結而腹不脹痛者不可用之

枳實 白朮 以開結而水自行

黄疸病第十五

茵陳蒿湯 治陽明実熱之発黄熱瘀其而太陽表裏共已用

茵陳蒿 梔子 大黄

治女労疸其病在膀胱 消石礬石散 硝石咸寒除熱凡石除痼熱在骨髄者占腎令用以清腎熱也大麥和粥服然湯胃也

濕病方選 全

急少腹満　消石　礬石　二味為散　此方服後病隨大小便去小便正黄
小便自利
身體盡黄　梔子大黄湯　治疸方送　大麦粥和服　大便正黒是其候也　女労疸又於黒疸
黄發上　服方寸
以栗程　梔子　豆豉　大黄　枳實　治酒疸有実熱其人可敢用
表熱作　桂枝黄耆湯見前　桂枝解肌以發汗自出黄耆助表之和則
三下甚　猪膏髪煎方　営衛通
此方金匱
因小便　猪膏　乱髪
疸也非　茵陳五苓散　茵陳兼熱五苓利濕治疸方送
濕不　茵陳　猪苓　茯苓　澤瀉　白朮　桂枝
行乃腎
氣不行　大黄消石湯　大黄清内熱消石上黄柏下黄梔子利小便諸
耳　大黄　黄柏　消石　梔子　黄芩　苦寒清熱中下焦列之為散之亦可也

以下三方治嘔吐噦

小半夏湯

柴胡湯 治黄而嘔者

男子黄小便自利當与虚勞同治汗下清利之法俱不可施

小建中湯

以其人必在失血亡血之後乃脫血之黄色非黄疸也惟小建

中調養營湯黄芪内金 此方主治女勞者移上条

瓜蒂湯

千金麻黄醇酒湯

麻黄 酒

驚悸吐衄下血胸滿瘀血病第十六

桂枝去芍藥加蜀漆牡蠣龍骨救逆湯 治火邪失血

仝

桂枝 甘草 姜 棗 蜀漆 龍骨 牡蠣

半夏麻黄丸 治失血心下悸

半夏 麻黄

柏葉湯治吐血不止

柏葉 乾姜 艾 馬通汁

黄土湯治先便後血亦主吐衄 先便後血胃中虚也与肛門遠

甘草 白朮 附子 地黄 阿膠 黄芩

灶心黄土

赤小豆當歸散治先血後便 方見前

瀉心湯 先血後便腸中虚也与肛門近

大黄 黄連 黄芩

嘔吐噦下利病第十七

治病方迄

茱萸湯　茱萸袪陰人參補虚

吴茱萸　人參　姜　棗

治嘔方逆

仝

半夏瀉心湯此治痞而痞結也後方治痞而下利也

半夏　黄芩　黄連　乾姜　大棗　甘艸　人參

中焦不和氣逆

於上而作嘔迫於下

而為利治嘔利方逆

黄芩加半夏生姜湯　乾嘔下利腸中熱之所下也謂稍救用芍藥佐芩入正直

止嘔甘草大棗入中正和脾芩芍入下正止利姜半入上正

正氣安而邪氣去三正和

而嘔利止矣

黄芩　白芍　甘艸　姜　棗　半夏

小半夏湯

猪苓散　利水補土

嘔家本有停痰宿水先渴却嘔

猪苓　茯苓　白朮

此因熱飲水過多熱搏郁而飲積

積是不治其積飲而渴方愈也

故仍當利水而亦不可不兼補土

仝

四逆湯

治病方選

附子　乾姜　甘草　生附子壯水四逆以治厥於寒温理煖
胃以後嘔甘草安中調上下以治内外也

小柴胡湯

大半夏湯

半夏　人参　白蜜

大黄甘草湯　治嘔吐久而不已熱結在胃此一以除熱一以安中

大黄　甘草　調胃承氣之切劑也

桂枝澤瀉湯

茯苓　澤瀉　桂枝　甘草　白朮　姜

文蛤湯

文蛤　麻黄　杏仁　石羔　甘草　姜　棗

半夏乾姜散
半夏　乾姜
生姜半夏湯
半夏　生姜汁
橘皮湯　治乾嘔噦而四肢厥者噦也及胃厥冷陽亡但以
胃氣内塞而不行則四末厥故橘皮行氣生
姜散邪而即愈也
橘皮　生姜
橘皮竹茹湯以上治嘔吐噦
橘皮　竹茹　人參　甘艸　姜　棗
橘皮竹茹甘寒以清
邪氣參草大棗以補
正氣則上逆之氣乖
内塞之氣平而痊矣
桂枝湯
桂枝　白芍　甘艸　姜　棗

治病方選

治病方選
竹茹甘寒疏
逆氣上而清胃　全
熱

大承氣湯　小承氣湯

桃花湯

赤石脂　乾姜　粳米

白頭翁湯

白頭翁　秦皮　黄連　黄柏

大苦大寒非苦不足以堅腎非寒不足以除熱

且熱去下重自除此熱邪利正治法

梔子豉湯

梔子　香豉

通脈四逆湯　治下利清穀裏寒外熱汗出而厥者

四肢厥寒而利自止

仝

紫參湯

紫參　甘艸

治病方送

治病方送

治病方送

淫病方選

訶梨勒散 以上治下利 此方治氣隨利失謂之氣利如欲下之氣

訶子 粥飲和服 服頓 稱矣而利之物稠粘則無氣滯宜用下法

外台黄芩湯 治乾嘔下利 蓋而異矣不粘則是氣虛滑腸宜用此固腸

黄芩 半夏 乾姜 桂枝 人參 大棗 左佐升提

飲濇能澀胃
固腸收澀也
能直達

瘡癰腸癰浸淫病第十八

薏苡附子敗醬散 治腸癰、善能寫積傳熱通下氣腸胃和腸胃 破毒腫、敗醬以善排膿破血利結熱毒氣附子

薏仁 附子 敗醬 導熱行結故爲反佐

大黄牡丹湯 治蓄瘀熱兼行瘀丹皮涼血宜瘀主血中伏火 瓜子主潰膿血治腸癰膿已成不可下者

大黄 牡丹 桃仁 瓜子 芒硝

王不留行散方不錄

淫病方選

消病方選

消病方選

消病方選

排膿散

枳實　白芍　桔梗

排膿湯

桔梗　甘艸　姜　棗

趺蹷手指臂腫轉筋陰狐疝蚘蟲病第十九

藜蘆甘艸湯方未見

雞屎白散治轉筋

雞屎白

蜘蛛散治陰狐疝　尤怡曰蜘蛛有毒服之能令人利合桂枝辛温入陰而逐其寒濕之氣也

蜘蛛　桂枝

[illegible]

甘艸粉蜜湯 治蚘病心痛 霊樞云蚘動則胃緩〻〻則廉泉開而涎下故吐涎蚘上入膈心在膈上故心痛須臾下膈則痛止故為須臾時止也廉泉任脉穴名在頷下骨尖中

甘艸　粉　蜜

烏梅丸 治蚘厥

烏梅　川椒　桂枝　乾姜　附子　細辛　黄連

黄柏　人參　當歸

婦人妊娠病第二十

桂枝湯 金鑑数〻

桂枝茯苓丸 仝上

桂枝　茯苓　牡丹　芍藥　桃仁

附子湯 方未見

淫病方選
淫病方選
淫病方選
淫病方選

芎歸膠艾湯
川芎　當歸　地黄　白芍　阿膠　艾葉　甘草

當歸芍藥散　金匱要略
當歸　白芍　川芎　茯苓　白朮　澤瀉

乾姜人參半夏丸
乾姜　人參　半夏

當歸貝母苦參丸　金匱要略
當歸　貝母　苦參

葵子茯苓散
葵子　茯苓

治病方道

當歸散

當歸　白芍　川芎　黄芩　白朮

白朮散

白朮　川芎　蜀椒　牡蠣

婦人產後病第二十一

當歸生姜羊肉湯

大承氣湯

治病方道

枳實芍藥散

枳實　白芍

治病方道

下瘀血湯

大黄　桃仁　䗪蟲

陽旦湯
桂枝 白芍 炙艸 姜 棗 附子
竹葉湯
竹葉 葛根 防風 桔梗 桂枝 生姜 附子
人参 甘草 大棗
竹皮大丸
生竹茹 石羔 桂枝 甘艸 白薇
白頭翁加甘草阿膠湯
白頭翁 秦皮 黄連 甘艸 阿膠 柏皮
千金三物黄芩湯

治産方選

黄芩　苦參　乾地黄

千金内補當歸建中湯

當歸　桂枝　白芍　炙艸　生姜　大棗　飴糖

婦人雜病第二十二

半夏厚朴湯

半夏　厚朴　茯苓　生姜　蘇葉

甘艸小麥大棗湯

甘艸　小麥　大棗

温病方選

小青龍湯　瀉心湯

温經湯

呉茱萸　川芎　白芍　丹皮　阿膠　桂枝

半夏　生姜　人参　麦冬　甘艸

土瓜根散方不録

旋覆花湯

旋覆花　葱　新絳

澀病方選

膠姜湯方未見

大黄甘遂湯

大黄　甘遂　阿膠

澀病方選

仝

抵當湯

澀

大黄　桃仁　水蛭　蝱蟲

礬石丸
礬石 杏仁
紅藍花酒
紅藍花 酒
當歸芍藥散 小建中湯見前
腎氣丸
乾地黃 山藥 山茱 澤瀉 茯苓 丹皮
桂枝 附子
後三方不錄 蛇床子 狼毒牙 雄黃 葶藶
卷終

夏月宜用方

夏月宜用方

《夏月宜用方》爲清陸懋修所撰醫方書，今存清光緒間陸氏稿本。國家圖書館藏書時以該書封面所題『病家須知』爲書名，與書中小引所述及内容不合，今影印本改用正名。

形制

索書號一三一三六六。存一册，不分卷。書高十二點二釐米，寬二十三點五釐米。每半葉十二至十五行不等，行十一字左右。無邊框行格。行草書寫。

封面左上有楷書『病家須知』。卷首爲陸懋修手書『《夏月宜用方》小引』，未署撰年。次爲正文，首行題爲『世補齋醫書續集』。書末鈐有陽文朱印『北京圖書館藏』。

内容提要

該稿本無撰人名氏，但正文所載可明該稿本的來由。該本卷首『《夏月宜用方》小引』，説明該書名爲《夏月宜用方》。此後正文之首記曰：『世補齋醫書續集/《夏月宜用方》亦可名曰《半年方》。自四月至九月之病皆可治矣。其温熱選方已見於初集中者，亦皆必用之藥，兹不更述。』《世補齋醫書》（前集）乃清代陸懋修（一八一八至一八八六）所撰，首刊於光緒十年（一八八四）。但與此同時，陸懋修的《世補齋醫書續集》已在籌劃并實施之中。國家圖書館藏《世補齋醫書續集》稿本，收録了此書草創階段的某些構思與部分書稿的雛形。今影印底本的《夏月宜用方》實際上也是《世補齋醫書續集》的組成部分，故其卷首才會題寫《世補齋醫書續集》。

對照《世補齋醫書續集》書稿手迹，可以肯定此書乃陸懋修親筆稿本。國家圖書館藏有多種陸懋修家舊藏之書，本書中也收載了陸氏的《仲景方彙録》《陸九芝先生遺稿》等書稿本。

此《夏月宜用方》係方書，以季節用方爲主旨，選收治療四至九月之病的常用醫方。該書前的小引，先列《素問·熱論》、仲景引《陰陽大論》，辨析暑與温、暑與寒之區别。繼而引述徐大椿論『暑』，謂『暑字名義，與寒相反，乃天行熱毒之病，其爲身熱、腹痛、脹滿、嘔吐、瀉痢、厥冷、脉濡，皆爲熱霍亂，當用香（茹）［薷］飲、藿香正氣散主之，爲治暑之正法』。陸懋修反對陽暑、陰暑之説，謂所謂陰暑不過是夏月受寒，不屬暑熱爲病。但作爲暑月亦有之病，陸氏也收録有關的温中之方。此書正文列舉暑月常用的香薷飲、五苓散、藿香正氣散、六和湯、香蘇飲等八十四方，僅述其方組諸藥，不載劑量、製法及服用法，但偶述其方的加減變化。

此書編寫宗旨明確，其書名《夏月宜用方》與内容緊密貼合。其封面所題《病家須知》書名與内容不合，故今影印本不用此名。

著録及傳承

該書未見清代書志記載。《中國中醫古籍總目》『臨證綜合』首次以『病家須知』一名著録該書（書序號〇五八二六）〔一〕，成書年附繫於一八六六（同治五年）。然其時《世補齋醫書》尚未出版，《世補齋醫書續集》當在其後的光緒年間。此書乃未定稿的稿本，故其成稿年附繫於陸懋修卒年（一八八六）可也。此乃方書，不應置於臨證綜合類。

〔一〕 薛清録主编：《中國中醫古籍總目》，上海：上海辭書出版社，二〇〇七年，第四三七頁。

病家須知

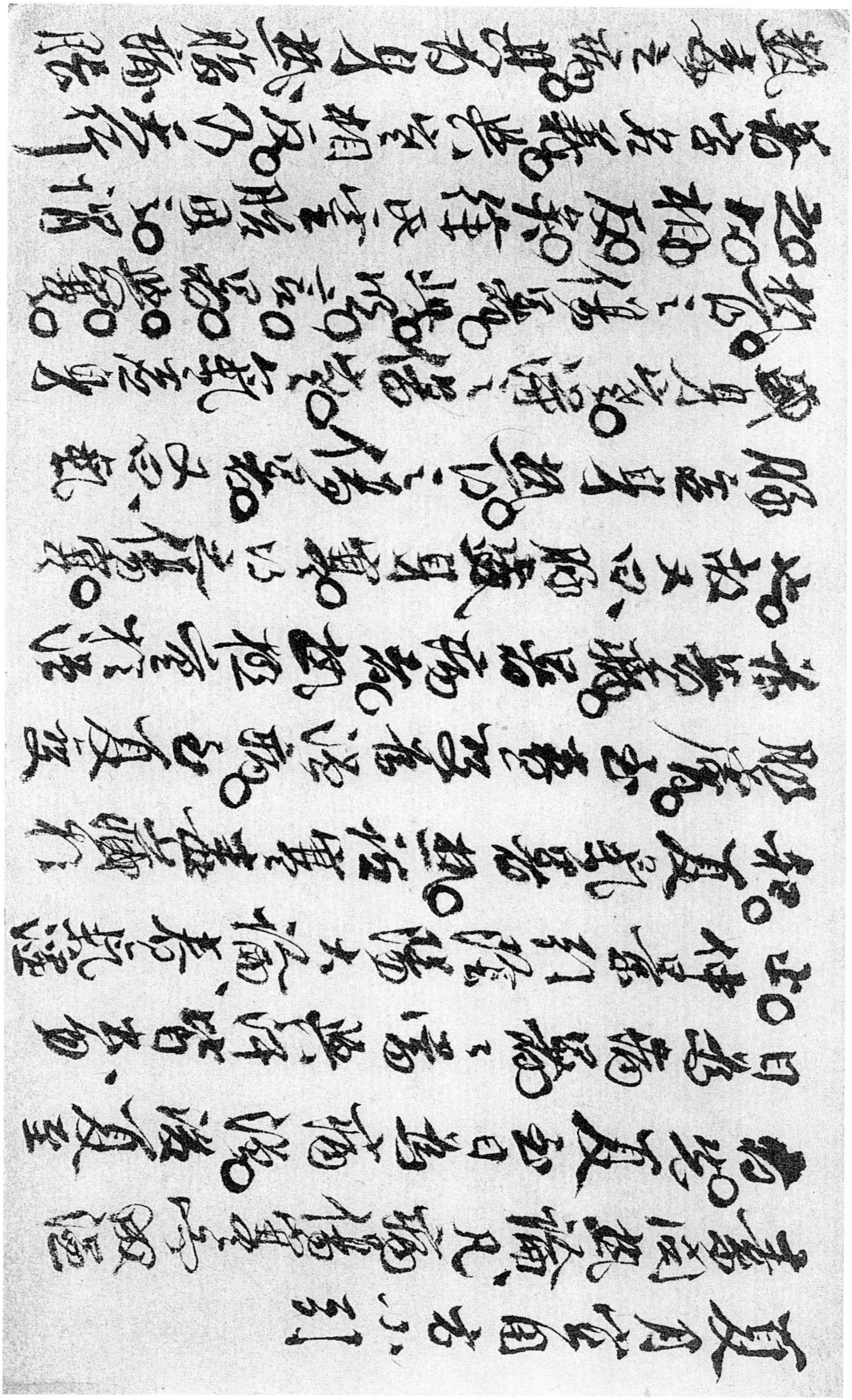

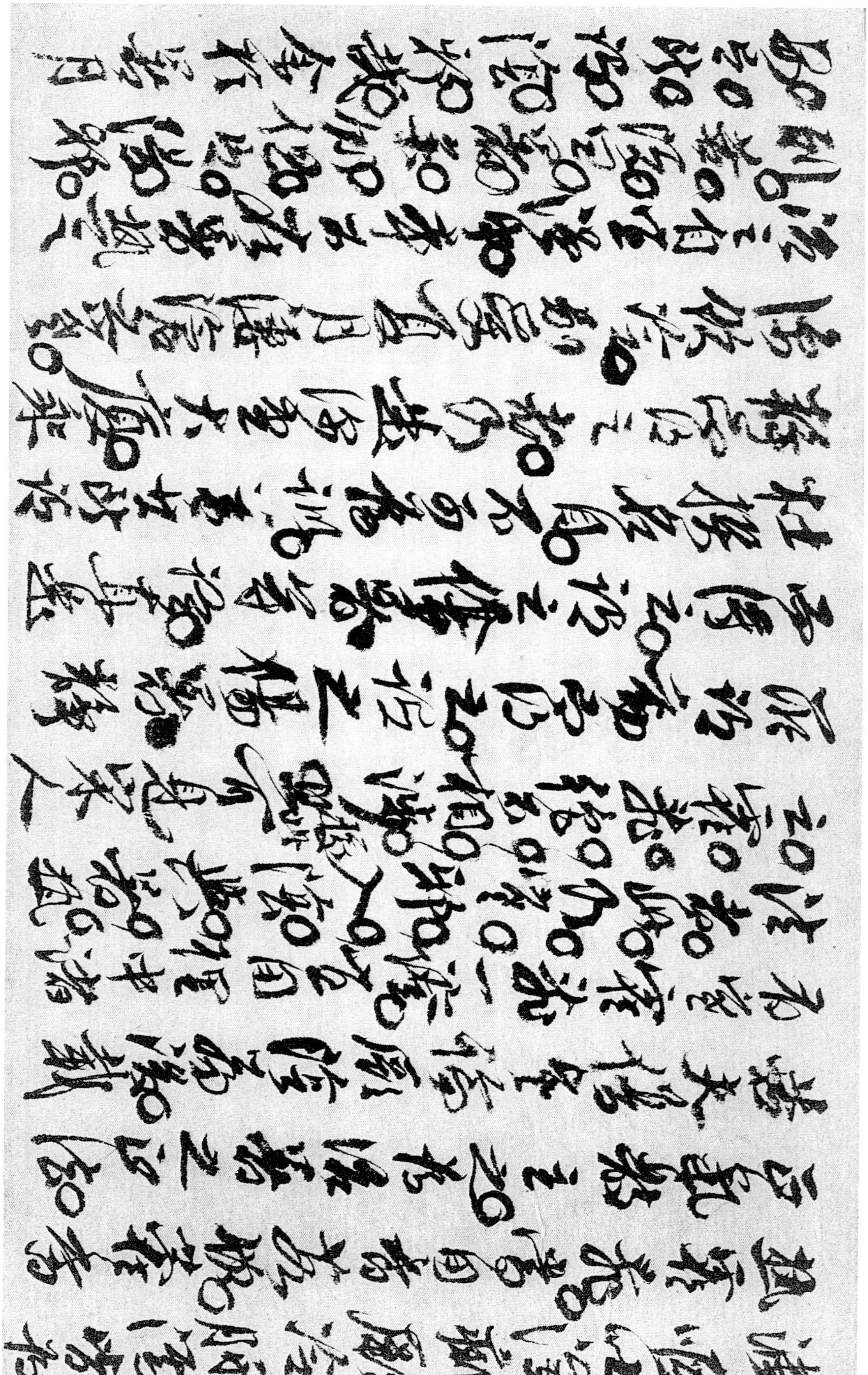

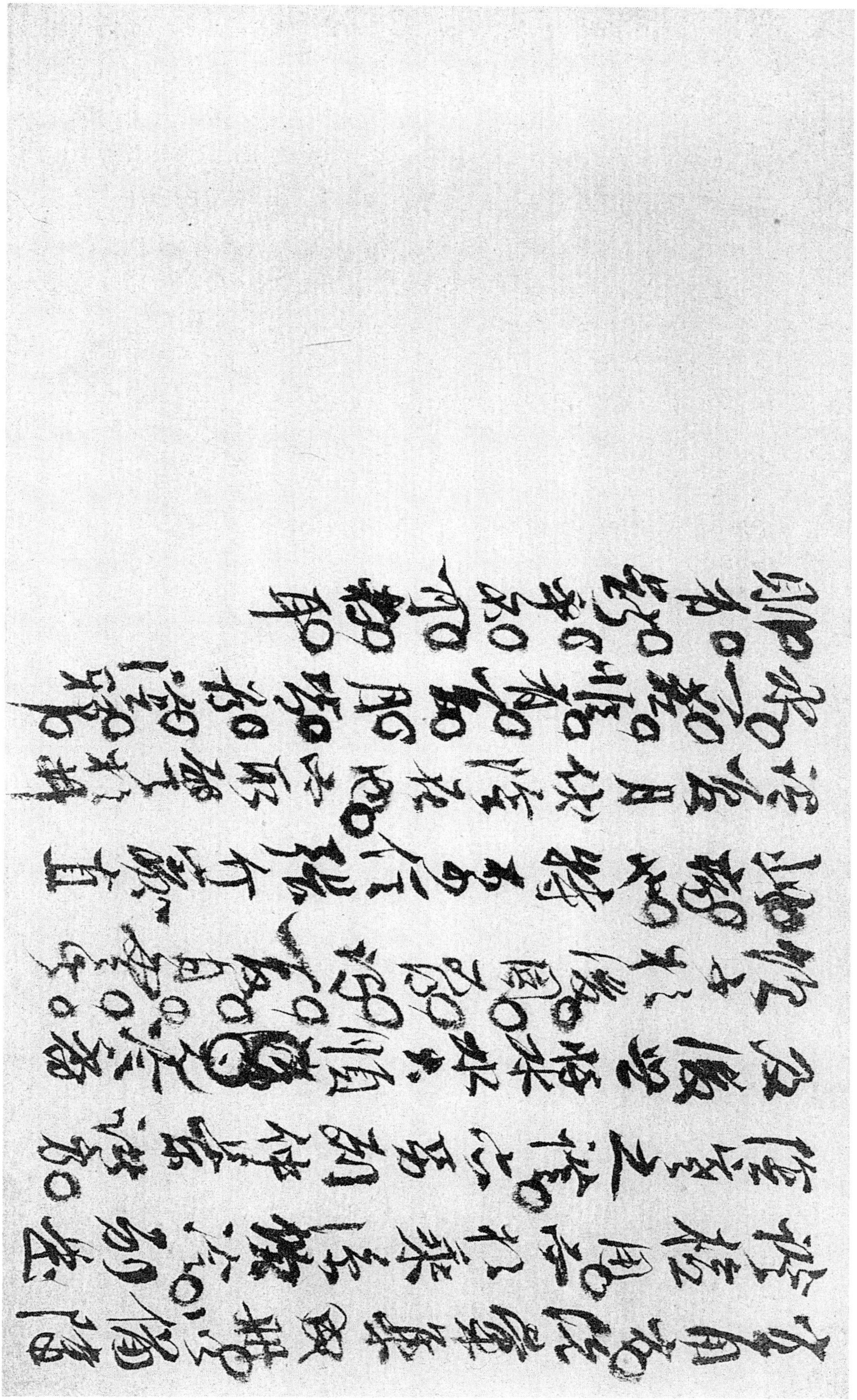

廿補齋醫書續集
夏月宜用方六河名四字
午方自四月至九月之病治
詳可矣其治熱退方已見於
初集中暑藥類不更述（亦香乙冊之藥）
○香茹飲方局 此爲治暑正法
香茹○ 厚朴○ 扁豆衣
四物香茹飲
前方加 黃連○
五物香茹飲
前方加 茯苓○ 甘草○
六味香茹飲
前方加 木瓜○ 茯苓 甘草

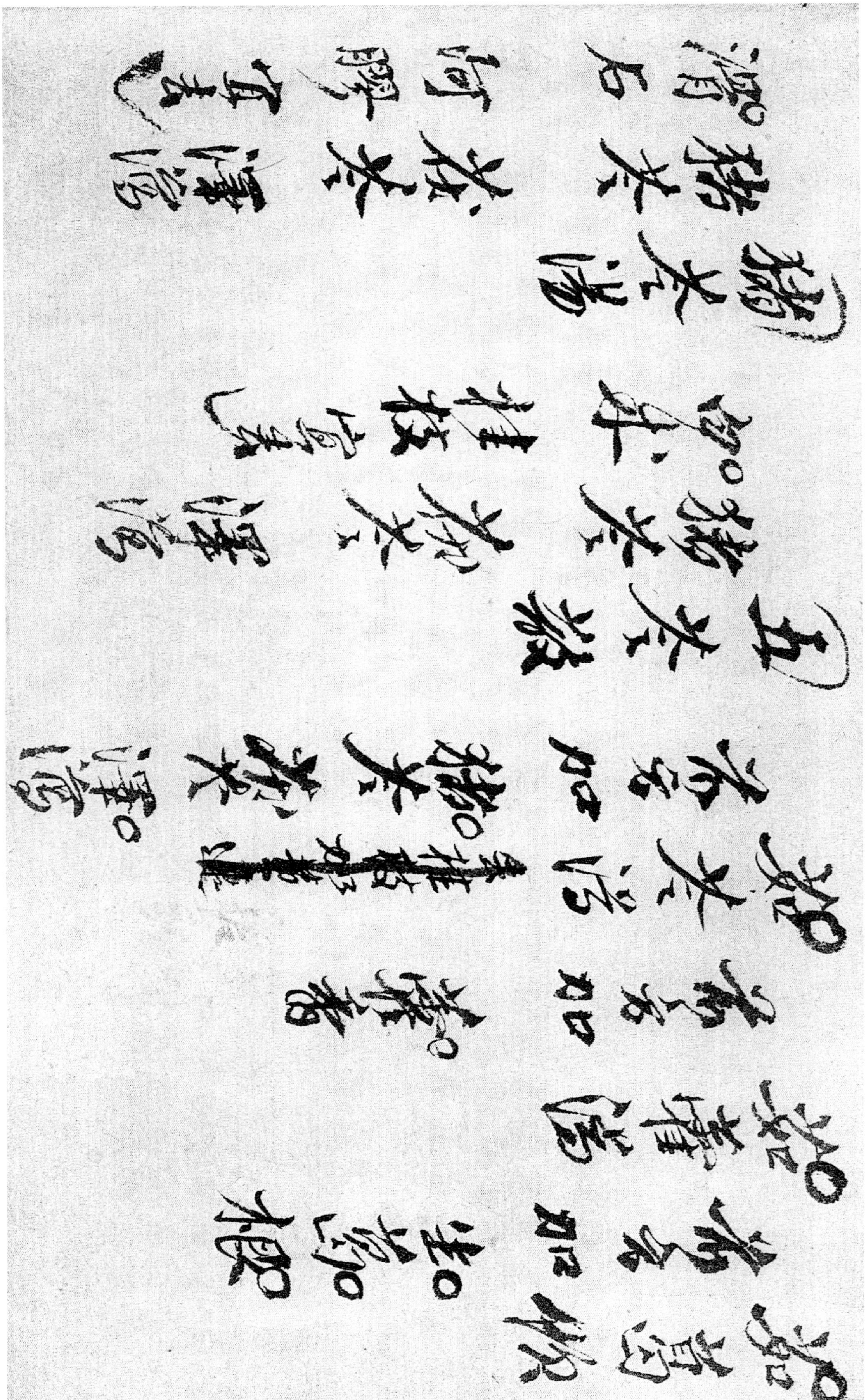

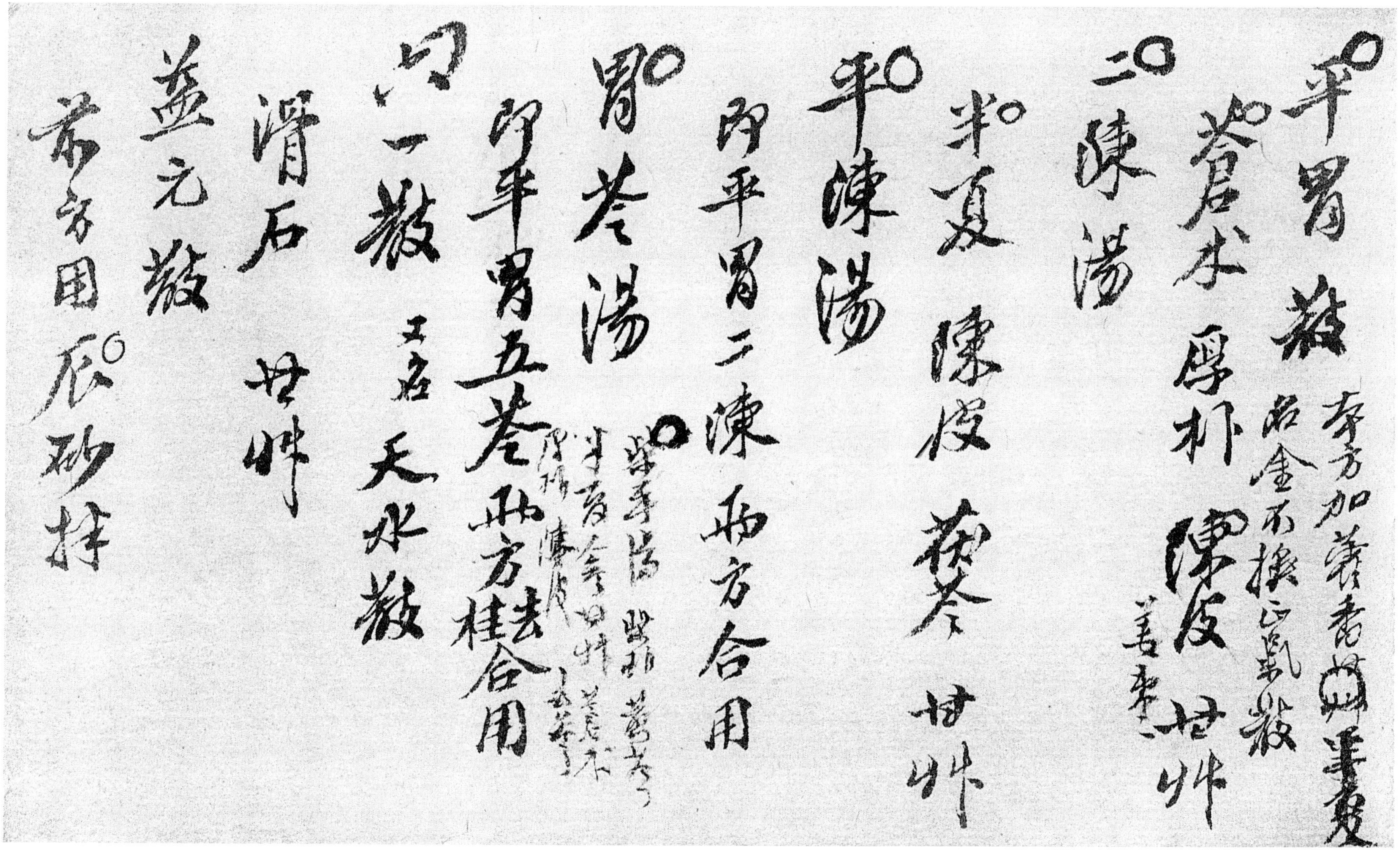

○平胃散　本方加藿香半夏 名金不換正氣散
○蒼朮　厚朴　陳皮　甘草　姜棗
○二陳湯
○半夏　陳皮　茯苓　甘草
○平陳湯
即平胃二陳　兩方合用
○胃苓湯　[illegible]
即平胃五苓　兩方去桂合用
○六一散　一名　天水散
滑石　甘草
益元散
本方用辰砂拌

碧玉散
前方用青黛丼

雞蘇散
前方用薄荷末丼

又 前方加紅麹名清六丸
前方加乾姜名温六丸

藿香正氣散 醫通云古本無大腹皮當有蒼朮當歸之
藿香 紫蘇 白芷 厚朴
半夏 陳皮 大腹皮 桔梗 宜以枳殼枳實
茯苓 白朮 甘草 姜棗

六合定中丸
香茹 藿香 紫蘇 厚朴

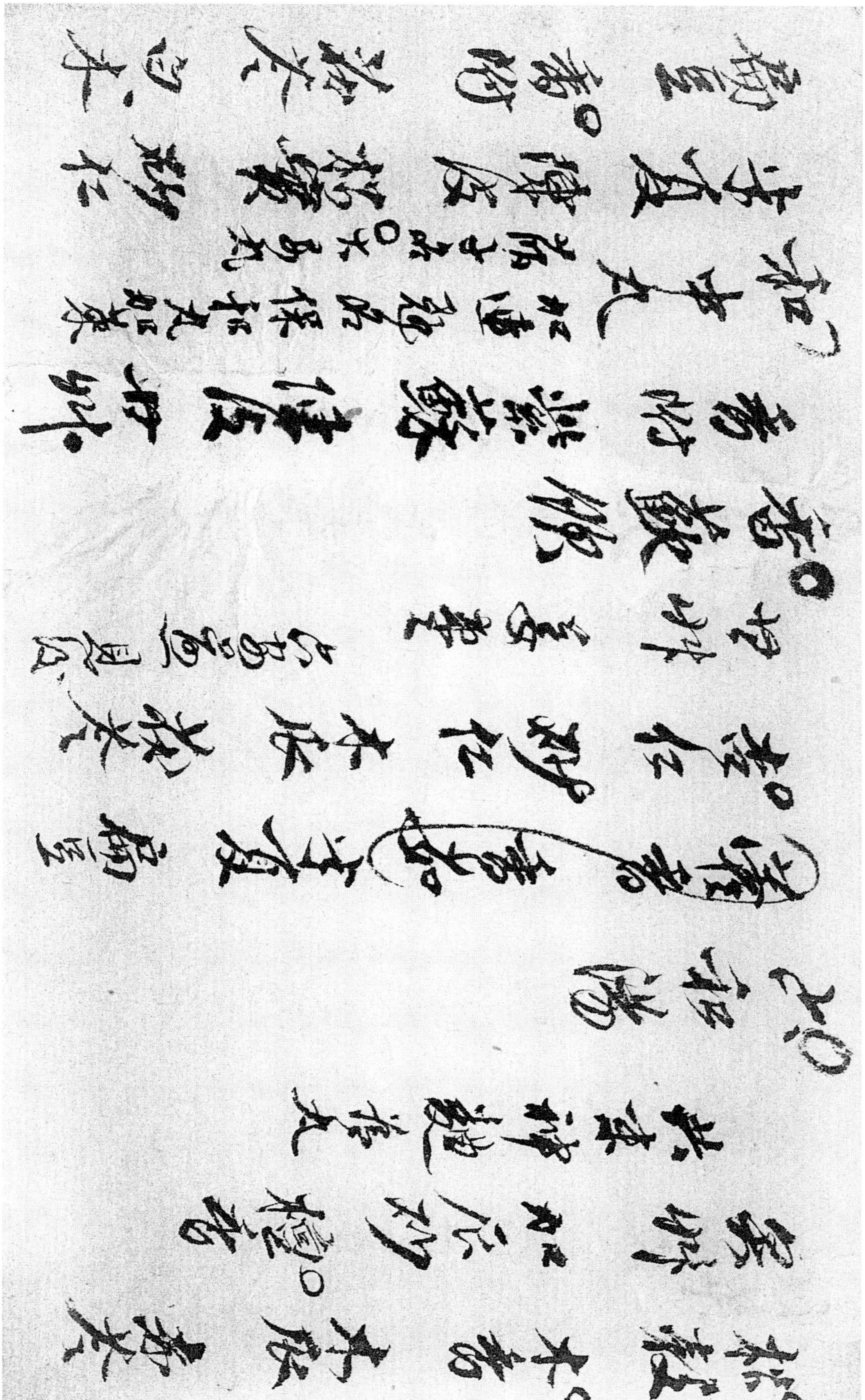

神。麹　麦。芽　山。査炭
五。穀蟲　荷葉

消暑丸
半夏　茯苓　甘艸　姜汁糊丸
加黄連名黄連消暑丸

半夏湯
半夏　姜汁

小半夏加茯苓湯
半夏　茯苓　姜

大安丸　見后の冊
半夏　陳皮　連。翹　白朮
茯苓　神麹　山査　莱。菔子

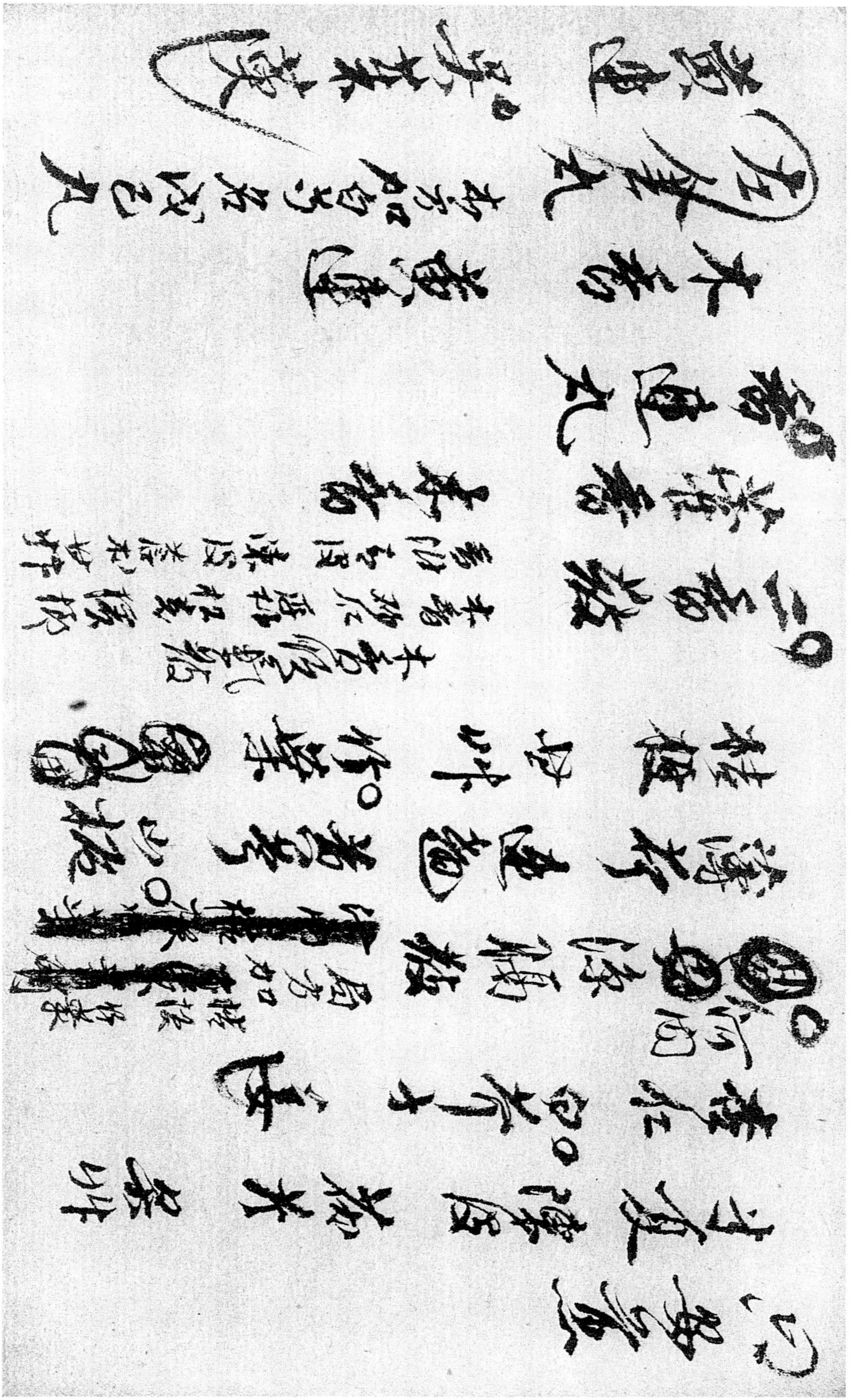

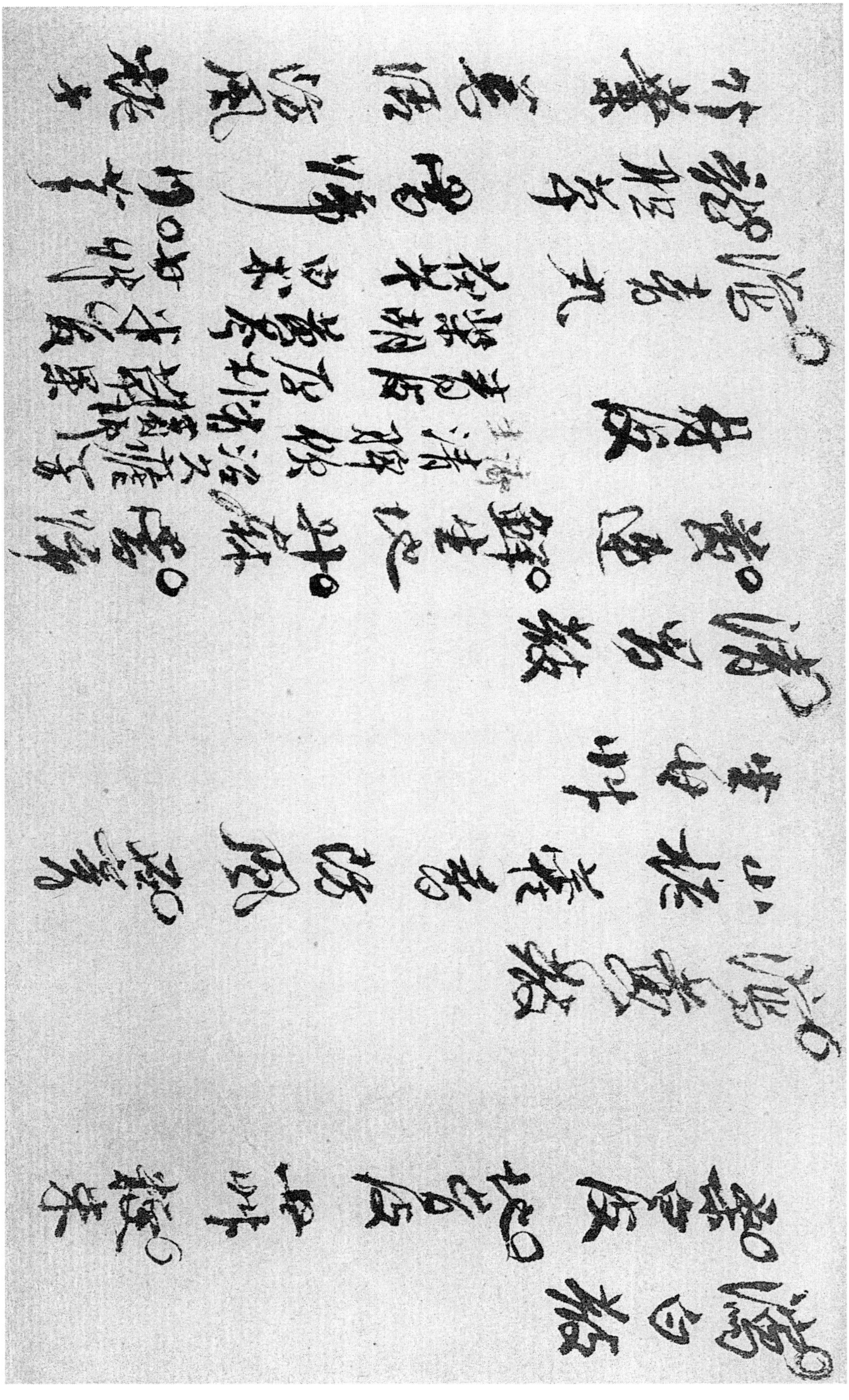

瀉白散　桑白皮　地骨皮　甘草　粳米

瀉黃散　山梔　藿香　防風　石膏

生甘草

清胃散

黃連　鮮生地　升麻　當歸

丹皮

清脾飲　治久瘧方

青皮　厚朴　檳榔　草果

柴胡　黃芩　半夏

茯苓　白朮　甘草

瀉青丸

龍膽草　當歸　川芎

竹葉　羌活　防風　梔子

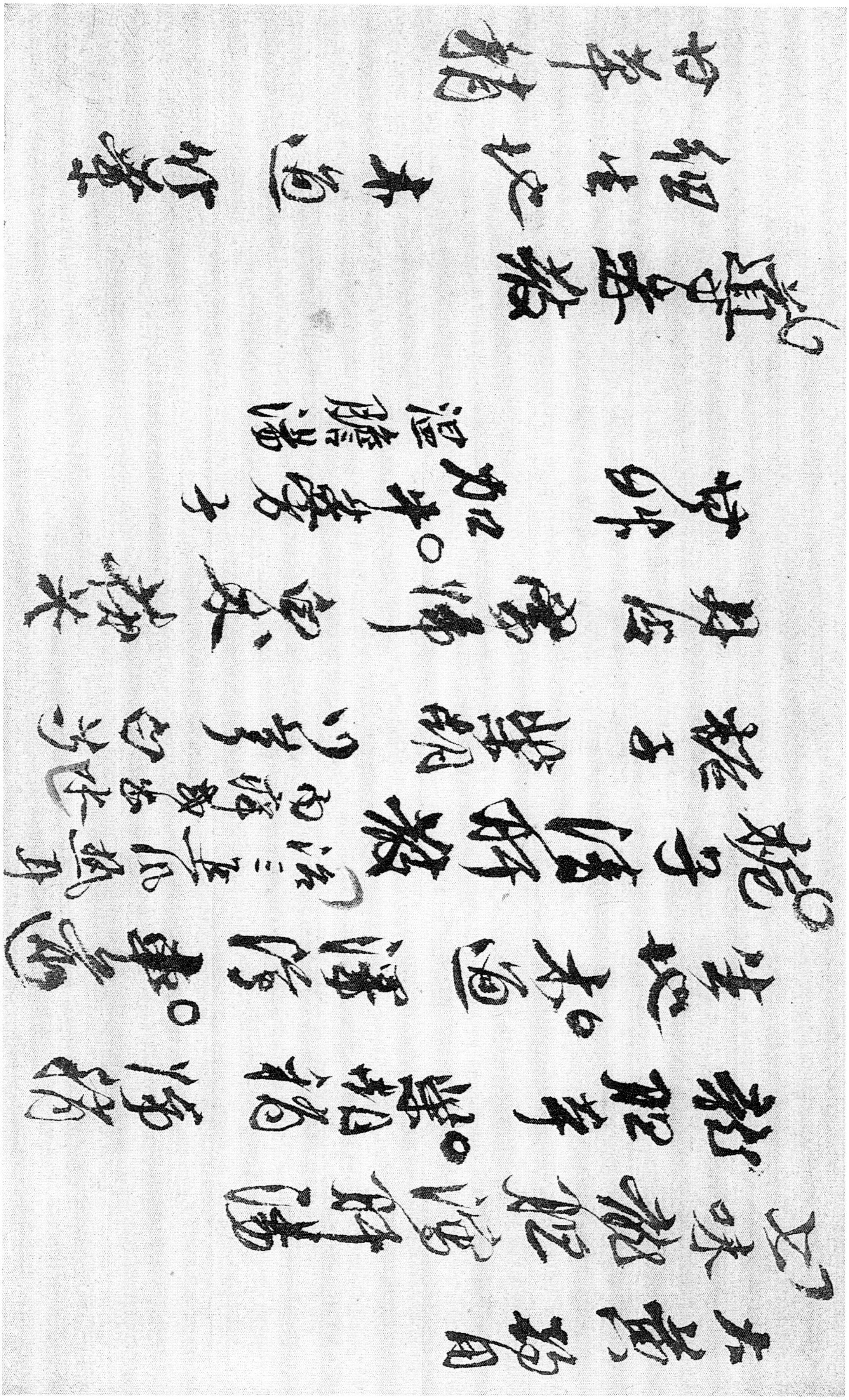

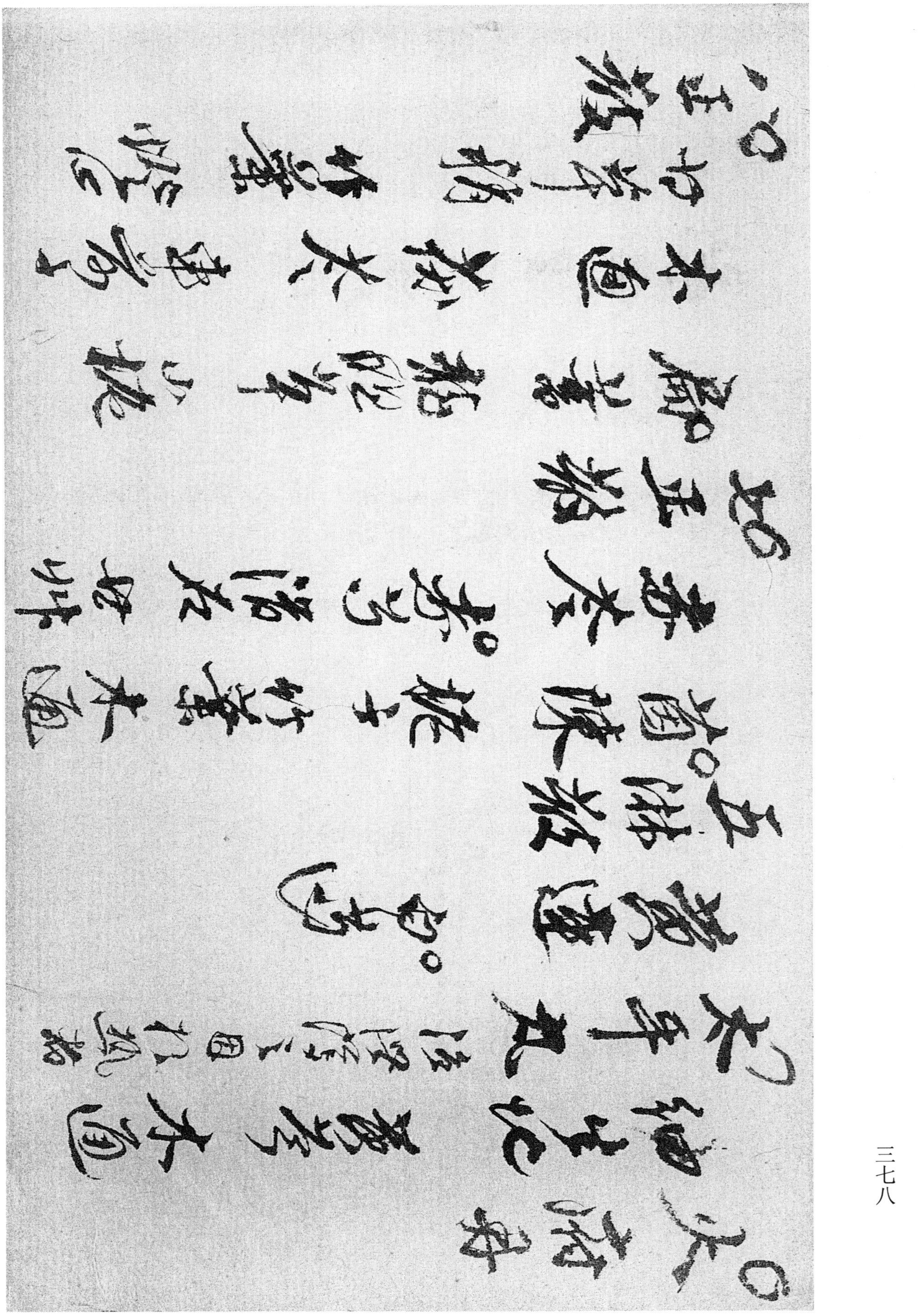

瞿麦 扁蓄 山栀 木通

滑石 大黄 甘草 一方有

车前子 灯心草 木香

赤茯苓汤 以葵子为君所名 葵子汤

赤苓 猪苓 瞿麦 葵子

黄芩 木通 滑石 枳实

车前子 甘草

葵子汤

葵子 赤苓 猪苓

瞿麦 木通 黄芩

枳实 滑石 车前子

甘草

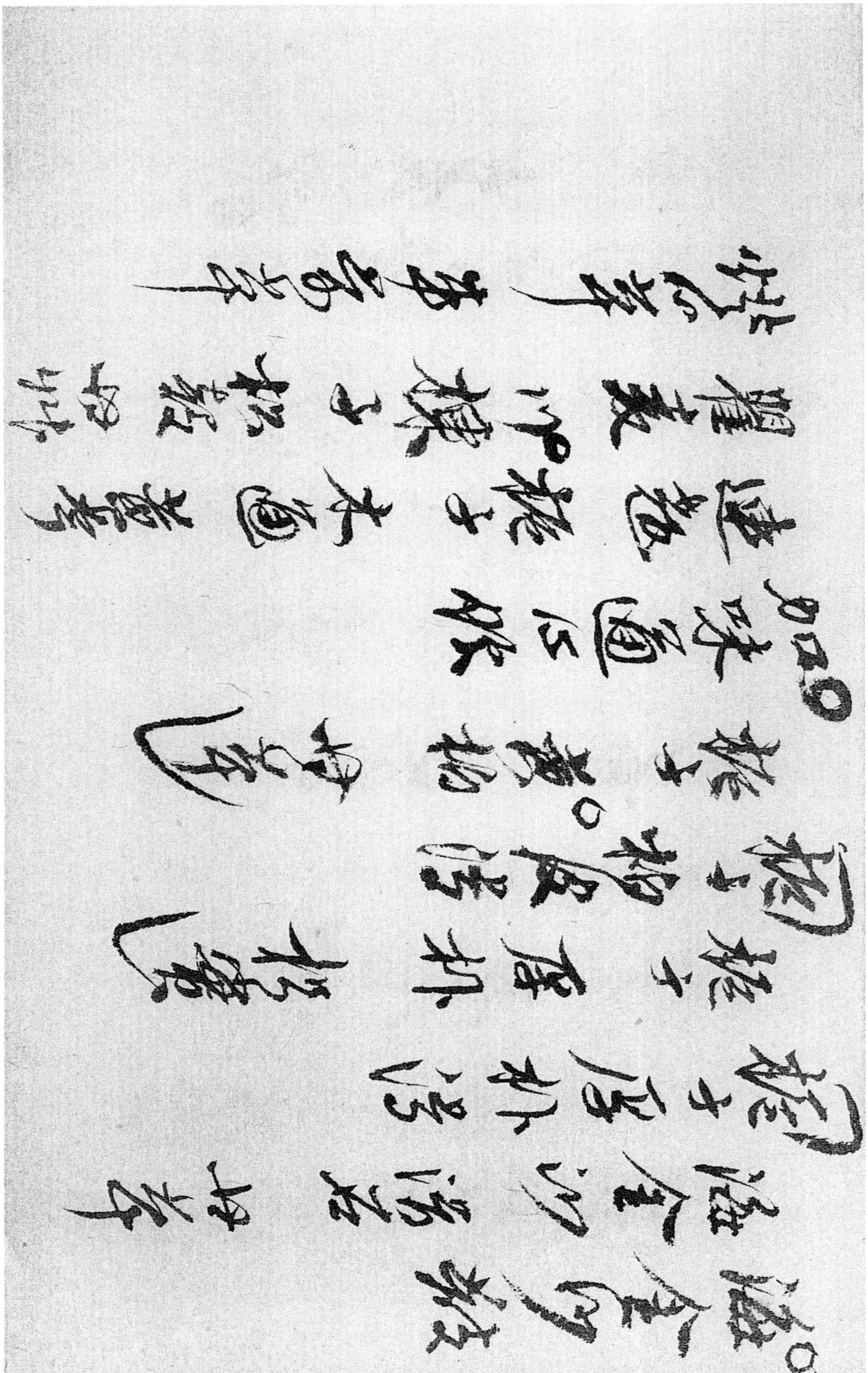
○海金沙散
海金沙 滑石 甘草
梔子厚朴湯
梔子 厚朴 枳實
梔子柏皮湯
梔子 ○黄柏 甘草
○加味通心飲
連翹 梔子 木通 黄芩
瞿麦 川楝子 枳殻 甘艸
燈心草 車前草

○四磨飲 此濟生方也 又有以枳實易去人參名為四磨茲再加木香名五磨

烏藥 沉香 檳榔

人參 加枳實名五磨

○小降氣湯

蘇梗 烏藥 陳皮

白芍 炙草 姜棗之

○四七湯 以四味藥治七情之病故名 與三因方

半夏 茯苓 厚朴 紫蘇

○游山方 一名手拈散

草果 延胡索 五靈脂

沒藥 為散每服二錢溫酒下

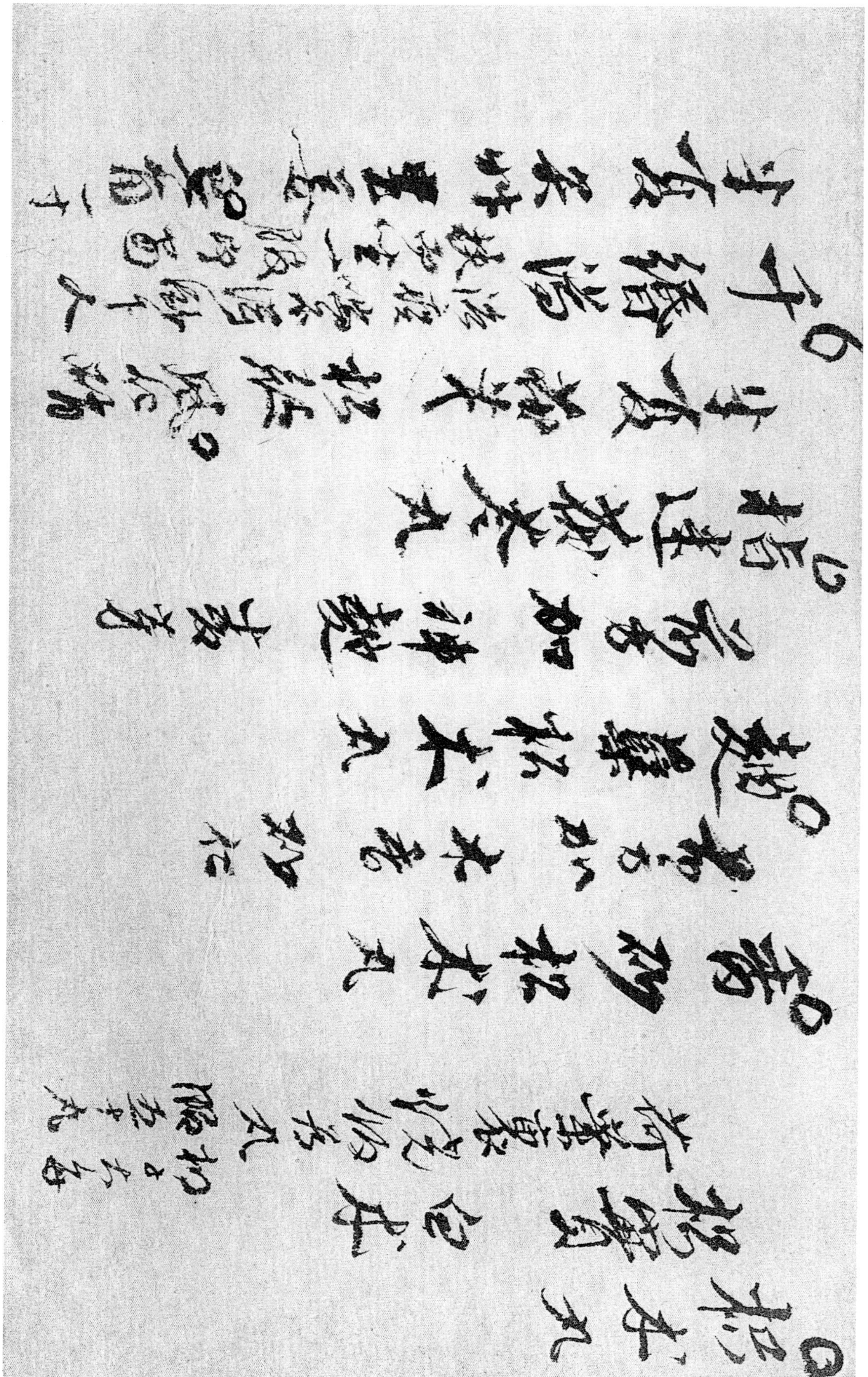

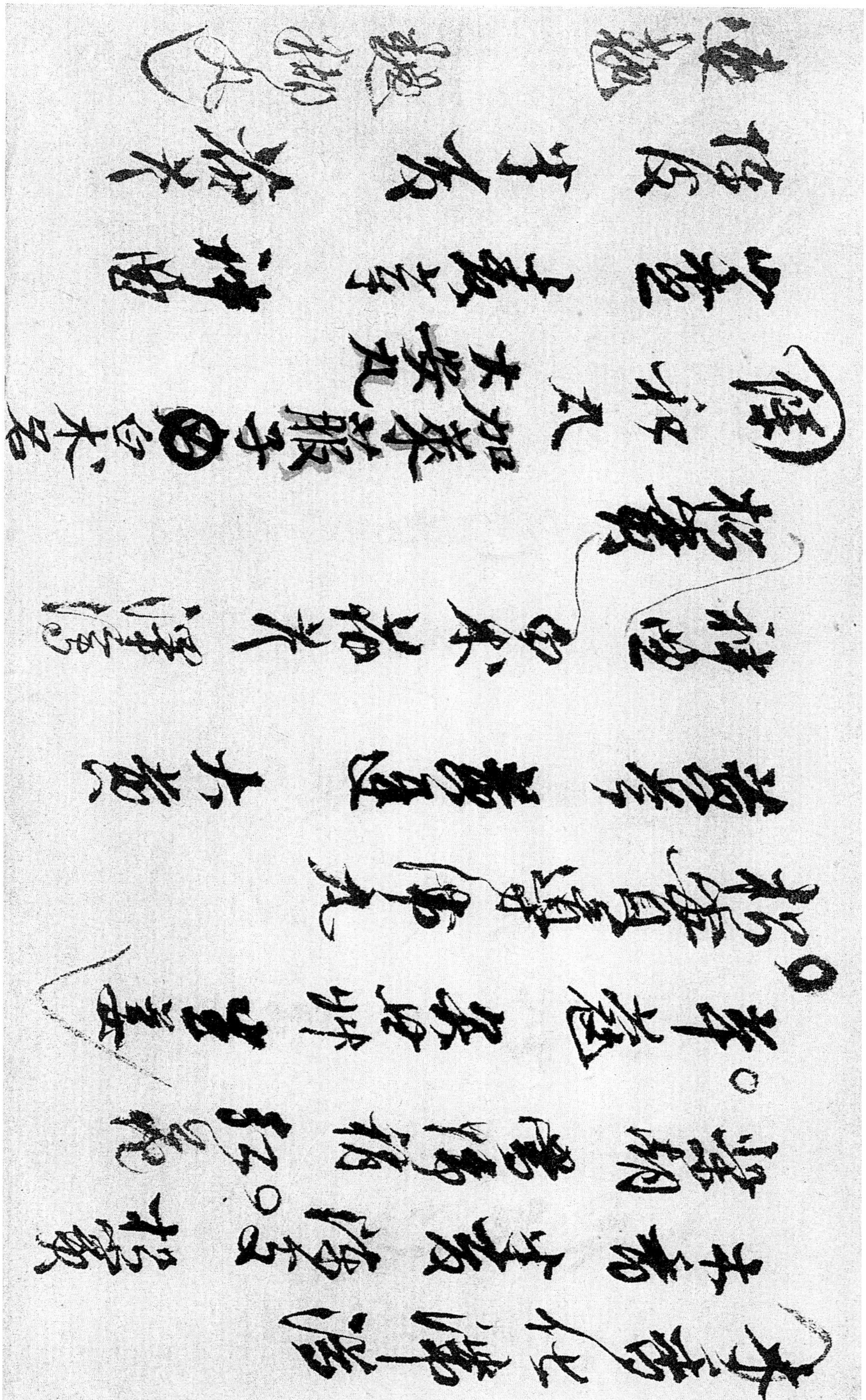
木香化滞湯
木香 生姜 陳皮 ○枳實
柴胡 當歸 紅花
○草蔻 炙甘艸 生姜
○枳實導滞丸
黄芩 黄連 大黄
神曲 白朮 茯苓 澤瀉
枳實
保和丸 加萊菔子 ○白朮 名大安丸
山査 麦芽 神曲
陳皮 半夏 茯苓
連翹
越鞠丸

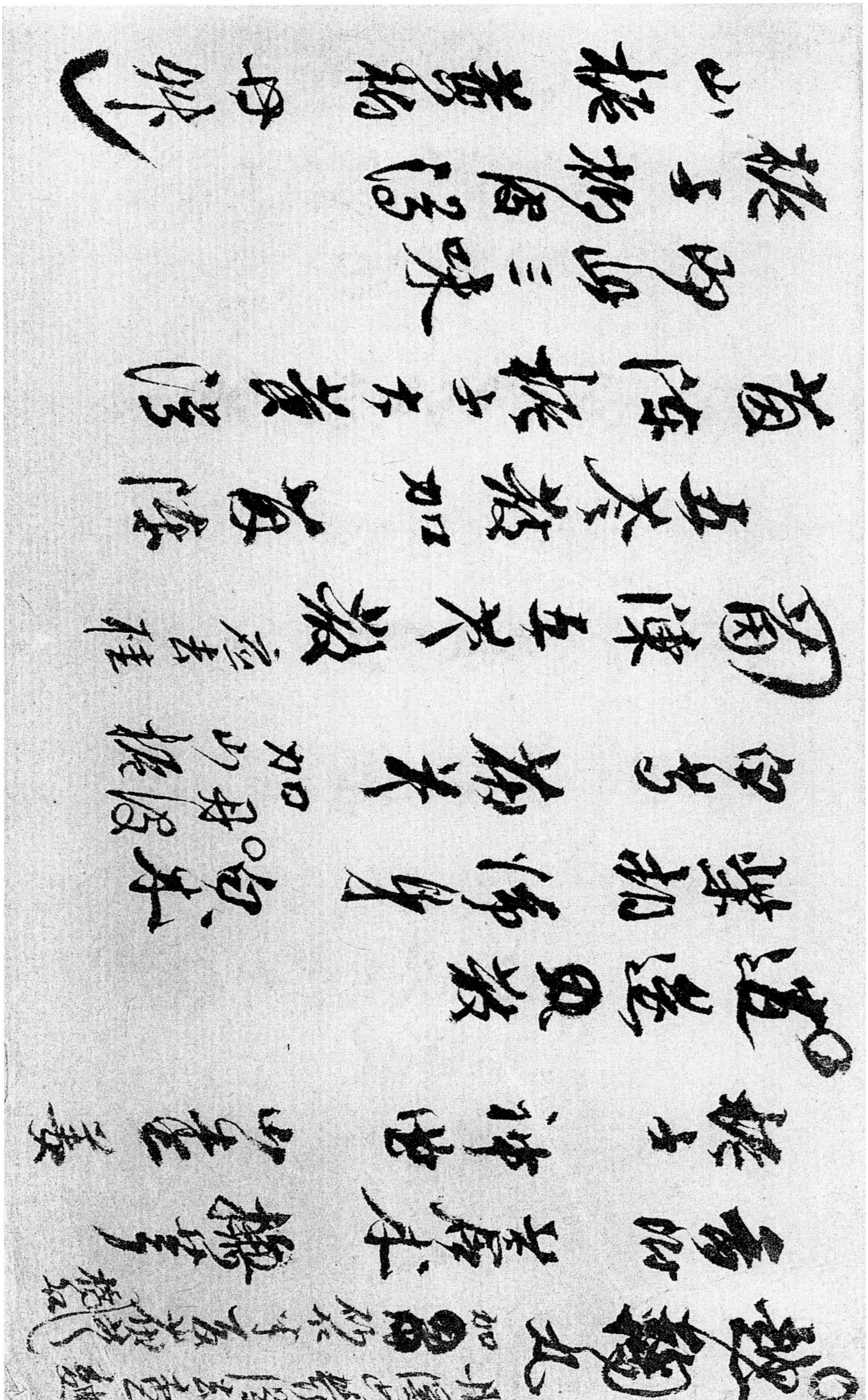

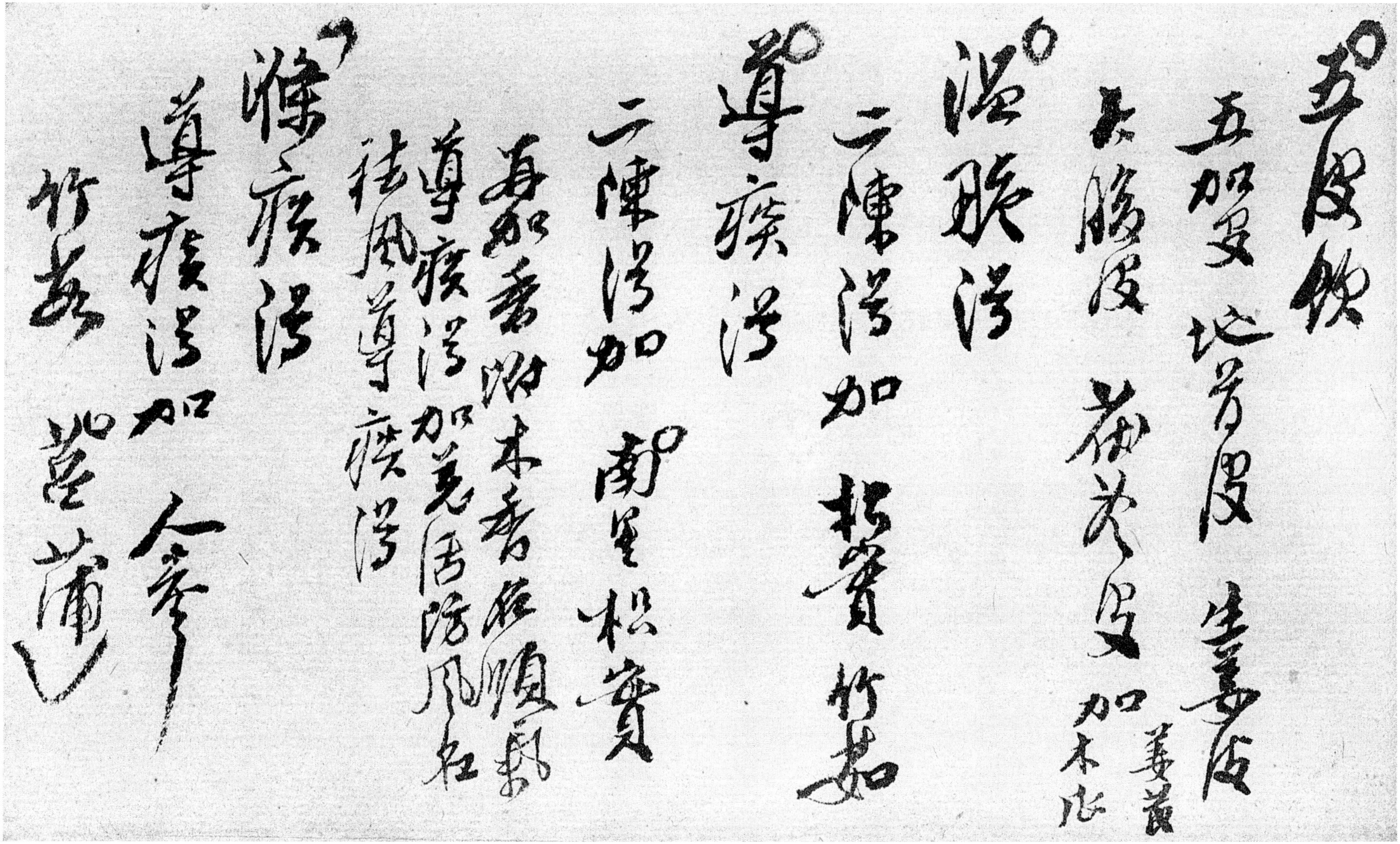
五皮飲 五加皮 地骨皮 生姜皮 姜黄
大腹皮 茯苓皮 加 加木瓜
溫膽湯
二陳湯加 枳實 竹茹
導痰湯
二陳湯加 南星 枳實
再加香附木香名順氣
導痰湯加羌活防風名
祛風導痰湯
滌痰湯
導痰湯加 人參
竹茹 菖蒲

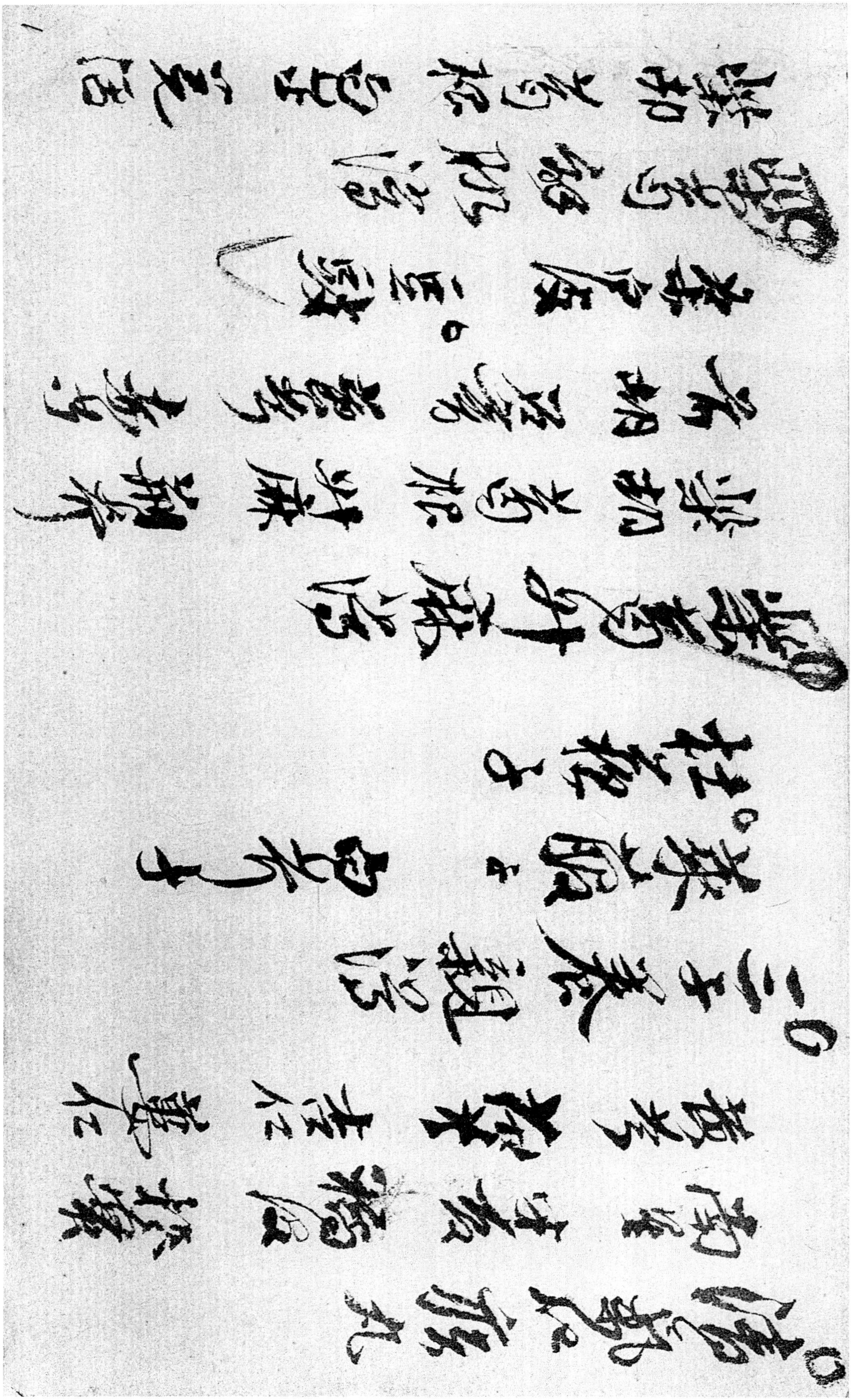

石膏 黄芩 赤芍
桔梗 生地黄
黄連解毒湯 一名金花丸
黄連 黄芩 黄柏 梔子
大金花丸去梔子加大黄
三黄石膏湯 合梔豉湯 大金花丸去大黄
黄芩 黄連 黄柏
石膏 梔子 豆豉
蒼朮白虎湯
蒼朮 石膏 知母
甘草 粳米

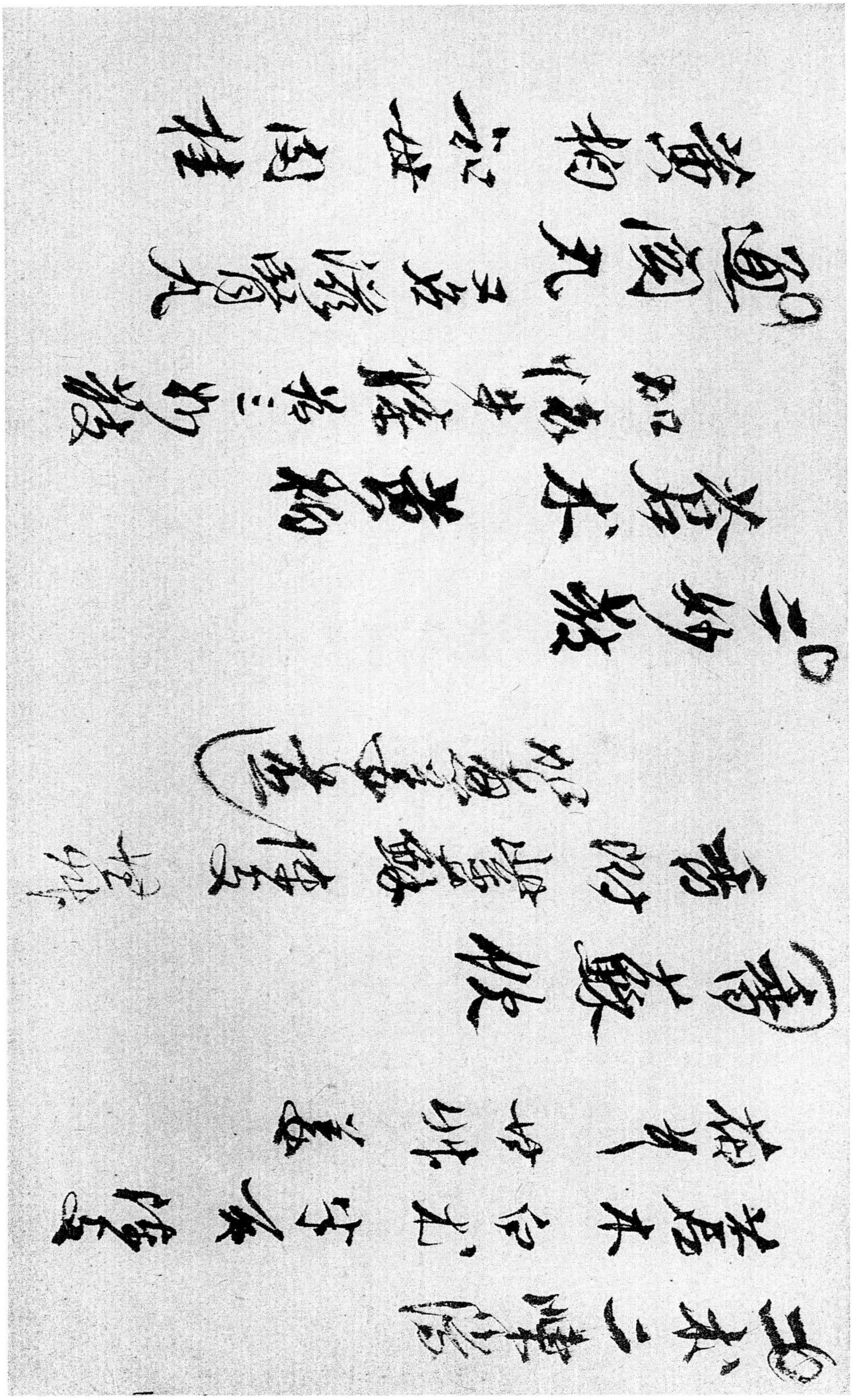

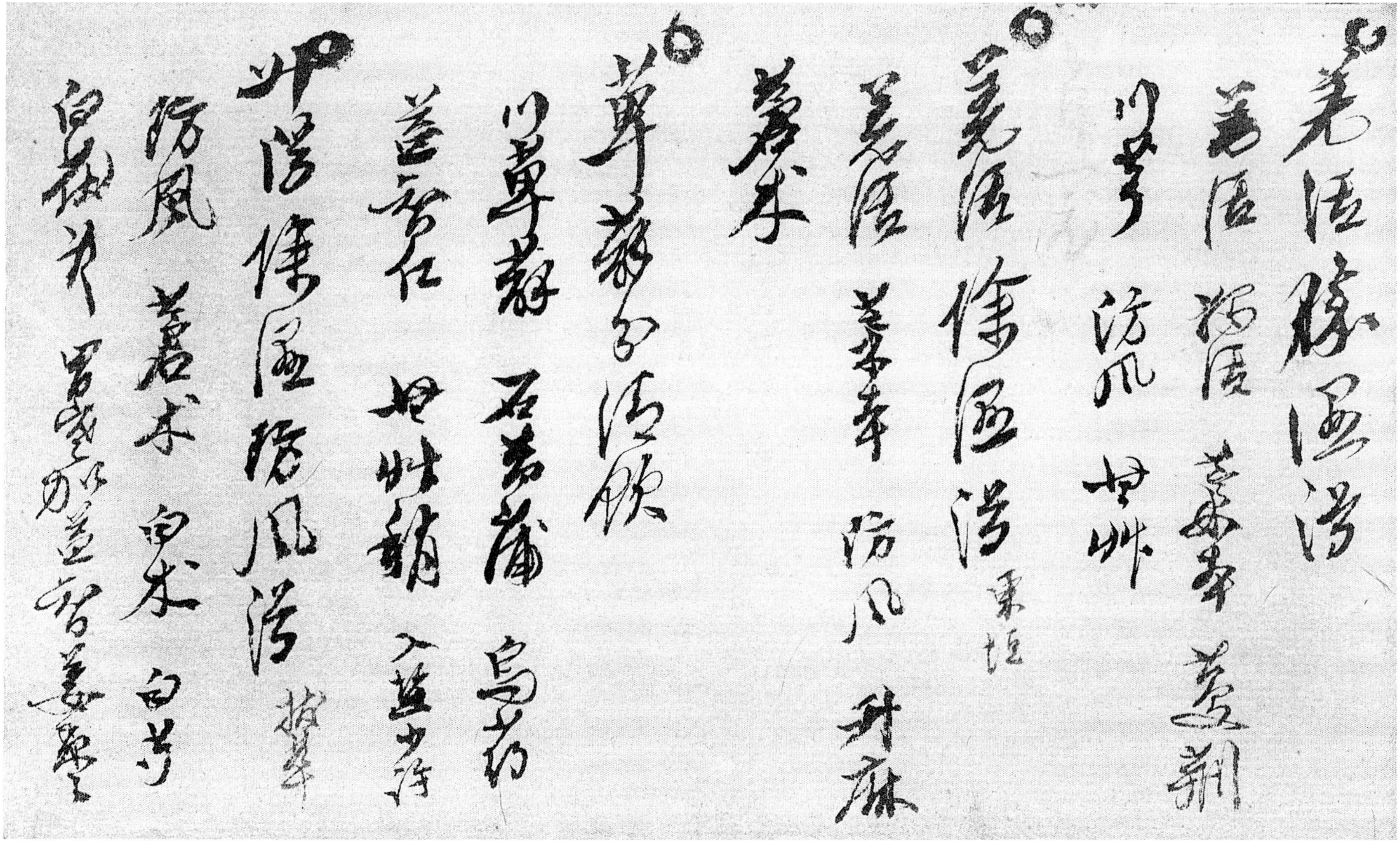
○羌活勝濕湯
羌活 獨活 藁本 蔓荊
川芎 防風 甘草
○羌活除濕湯 東垣
羌活 藁本 防風 升麻
蒼朮
○萆薢分清飲
川萆薢 石菖蒲 烏藥
益智仁 甘草梢 入鹽少許
○除濕防風湯 [illegible]
防風 蒼朮 白朮 白芍
[illegible]

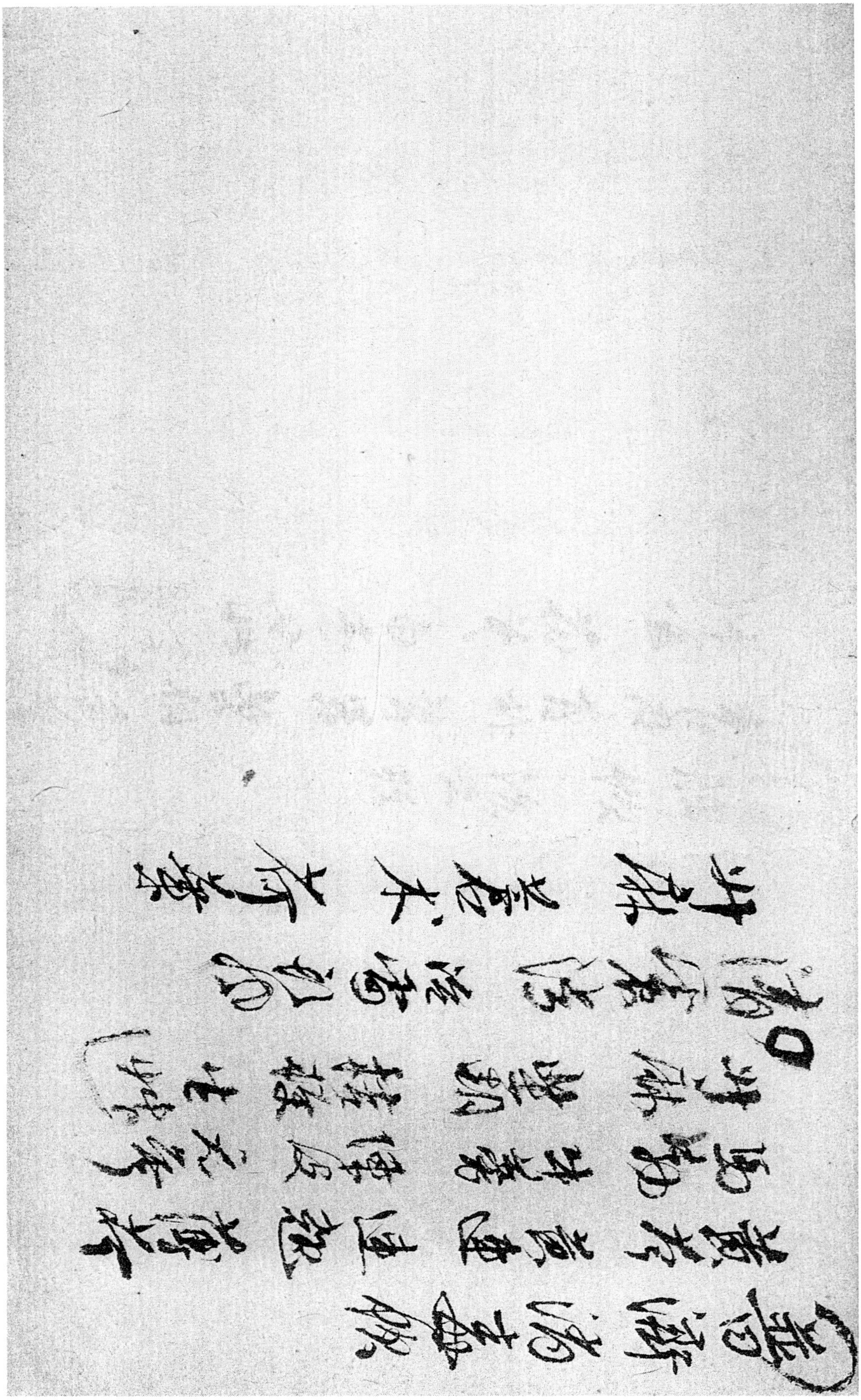

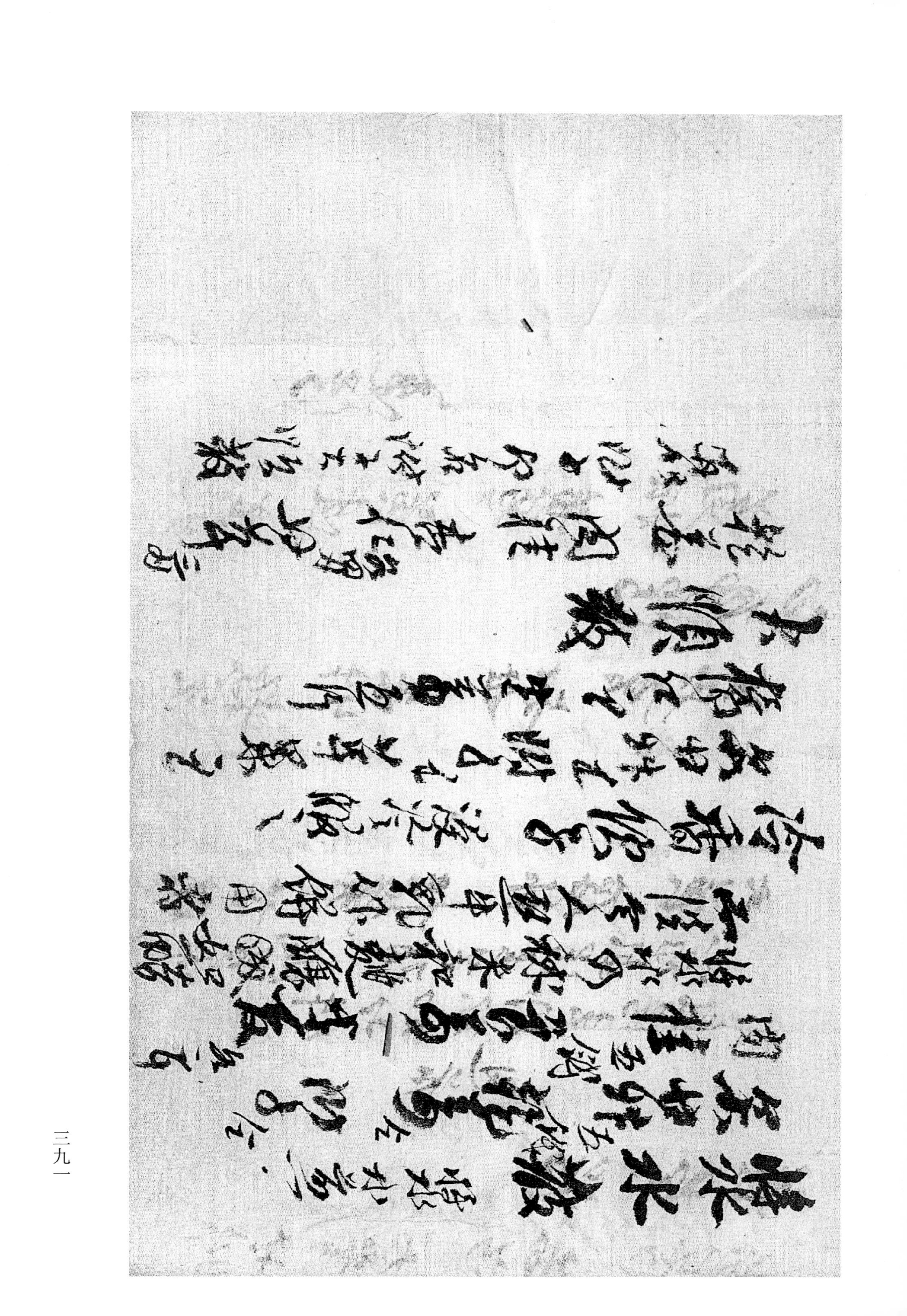

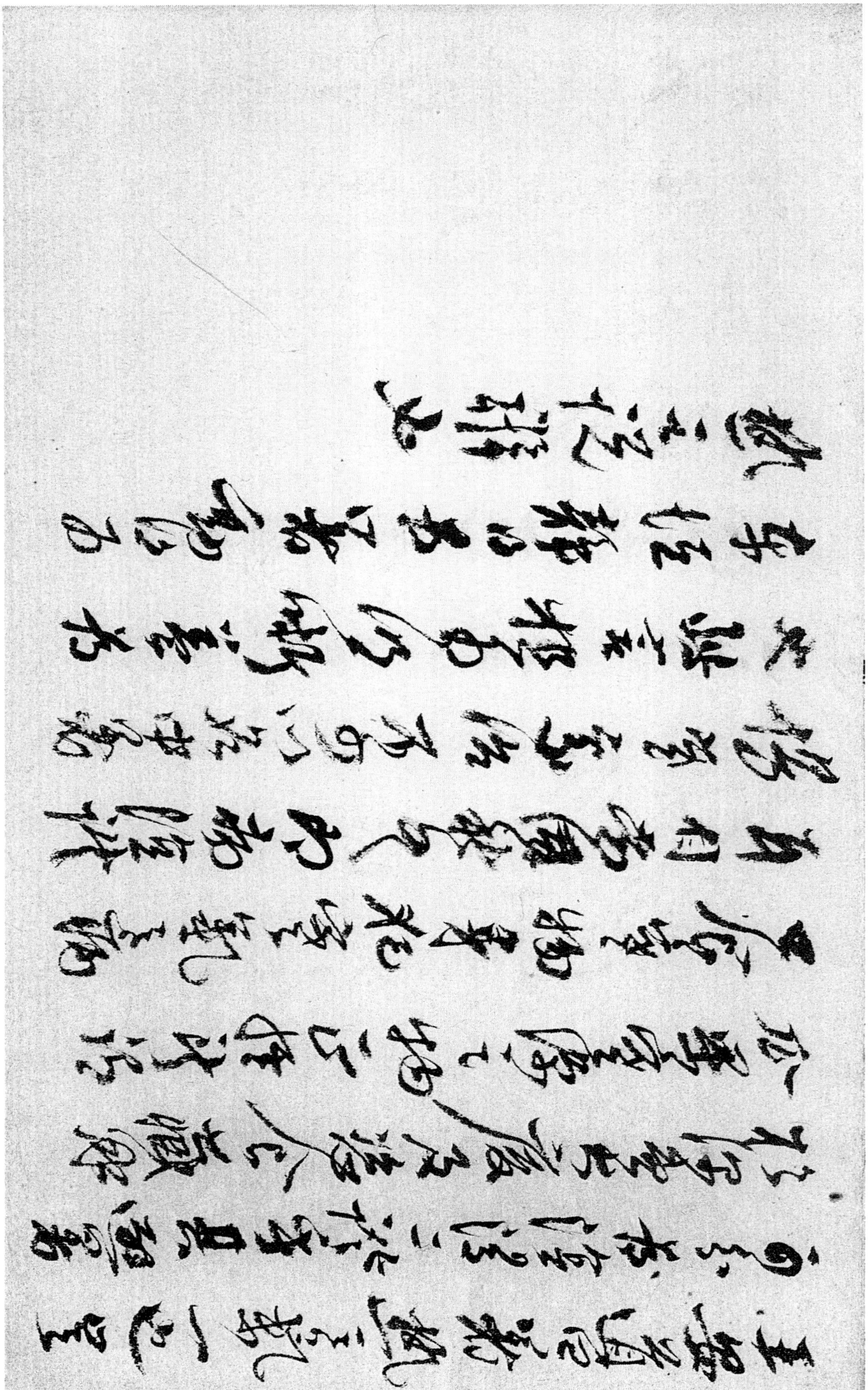

理中湯 仲景方ニハ書治寒 於龍野関刻杉山

白朮 乾姜 人参 甘草

附子湯

附子 人参 白朮

白芍 白茯苓

真武湯

附子 生姜 白朮

白芍 白茯苓

四逆湯

炙甘草 乾姜 生附子

当帰四逆湯

当帰 細辛 通草

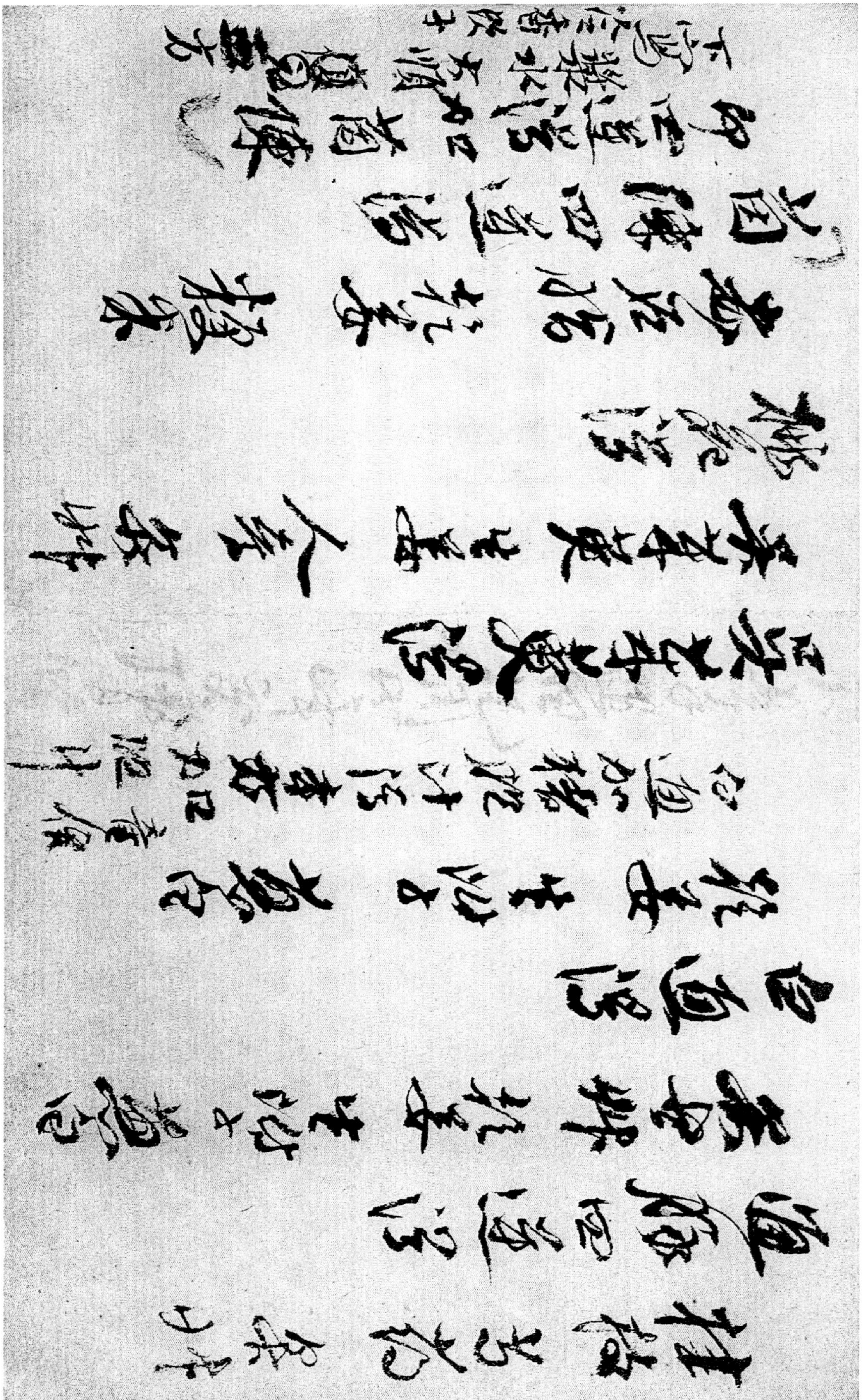

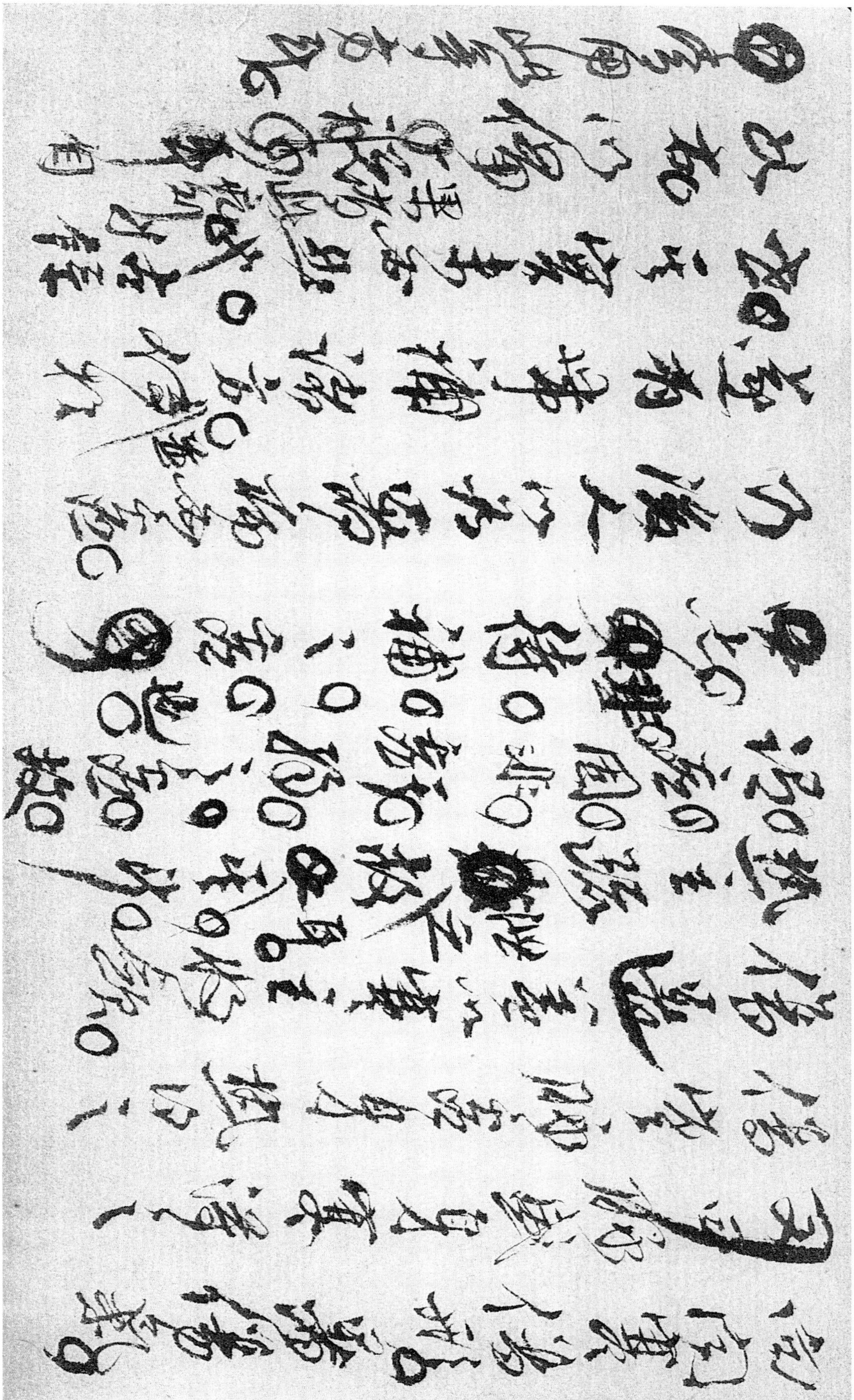

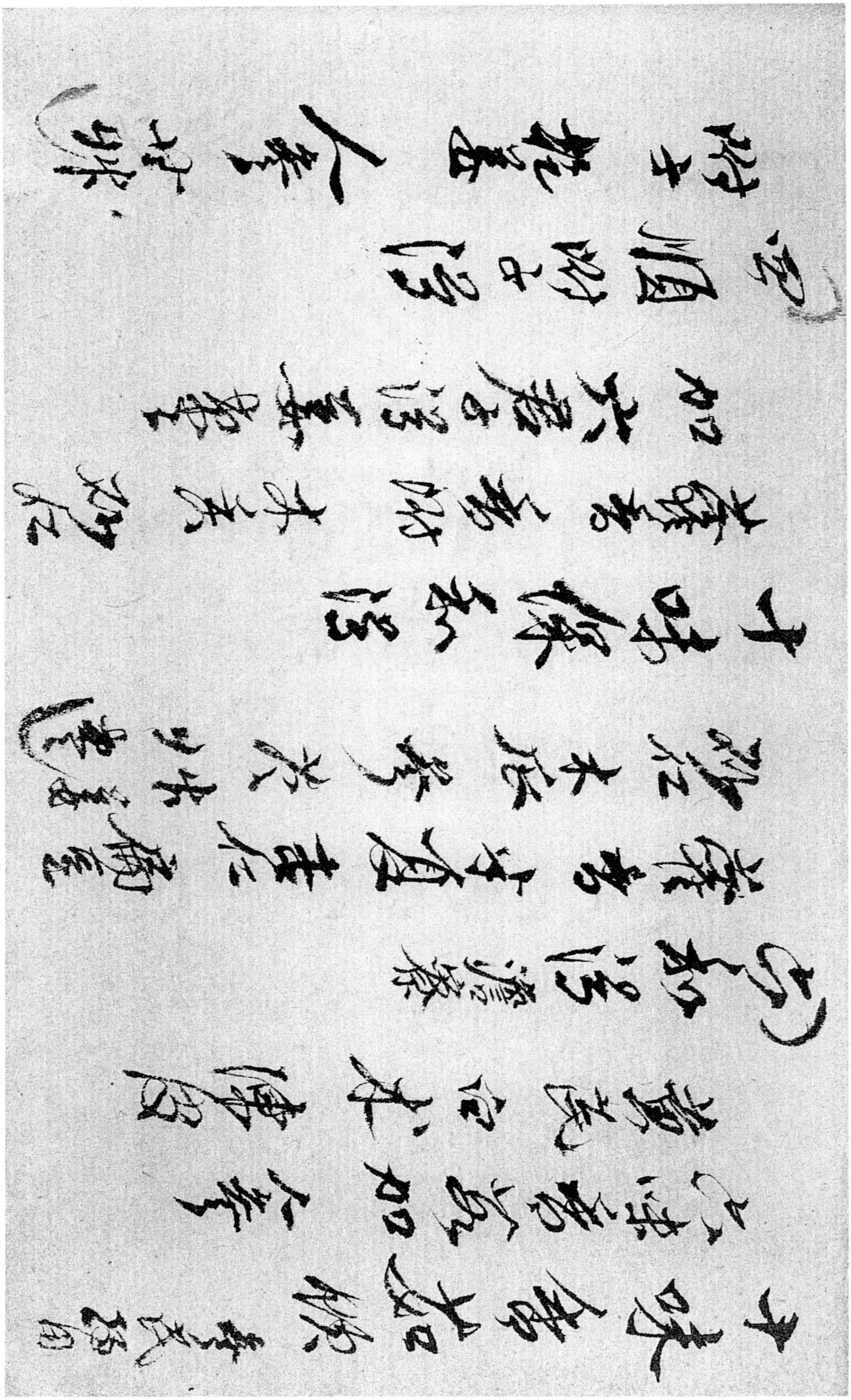

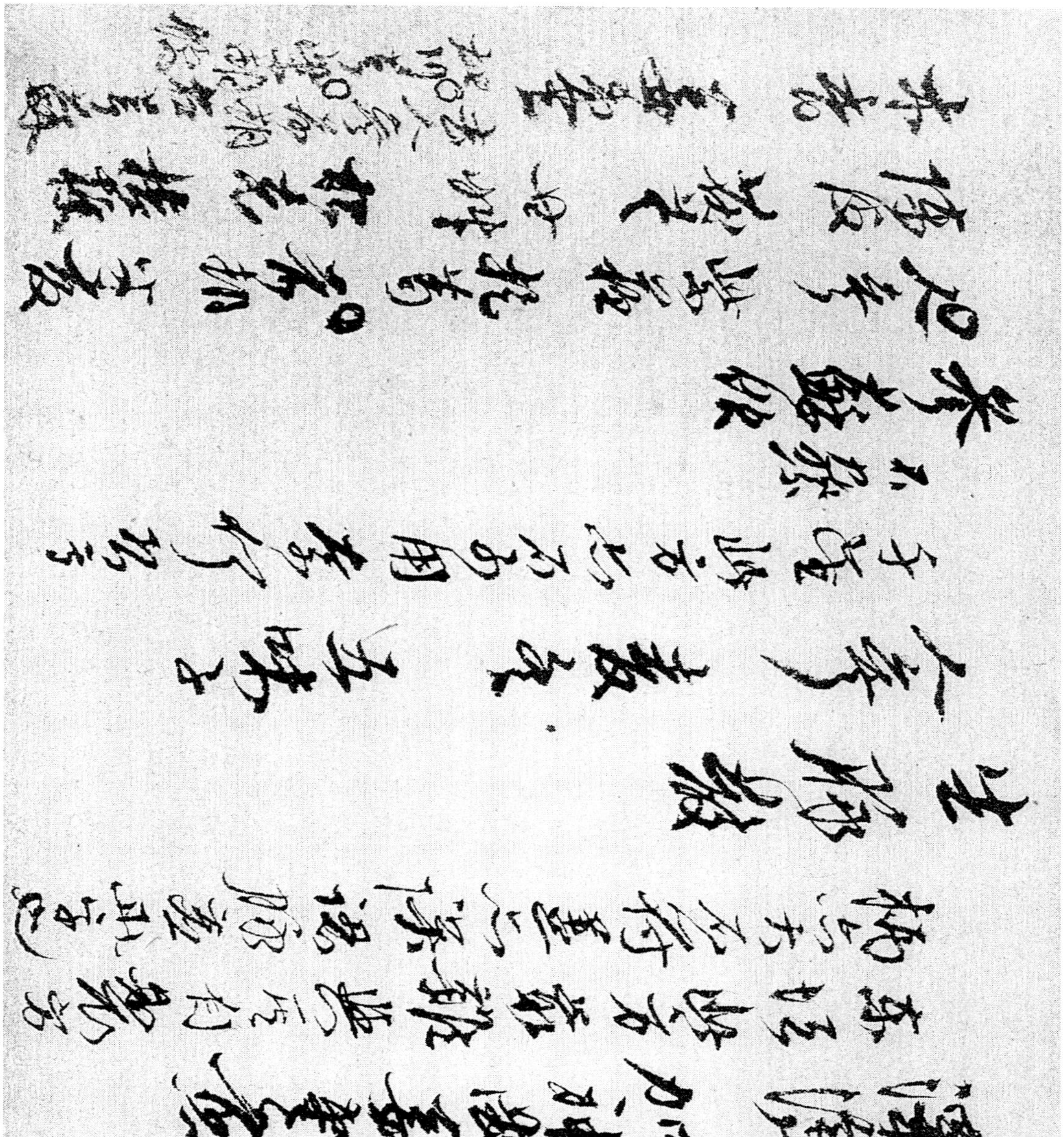

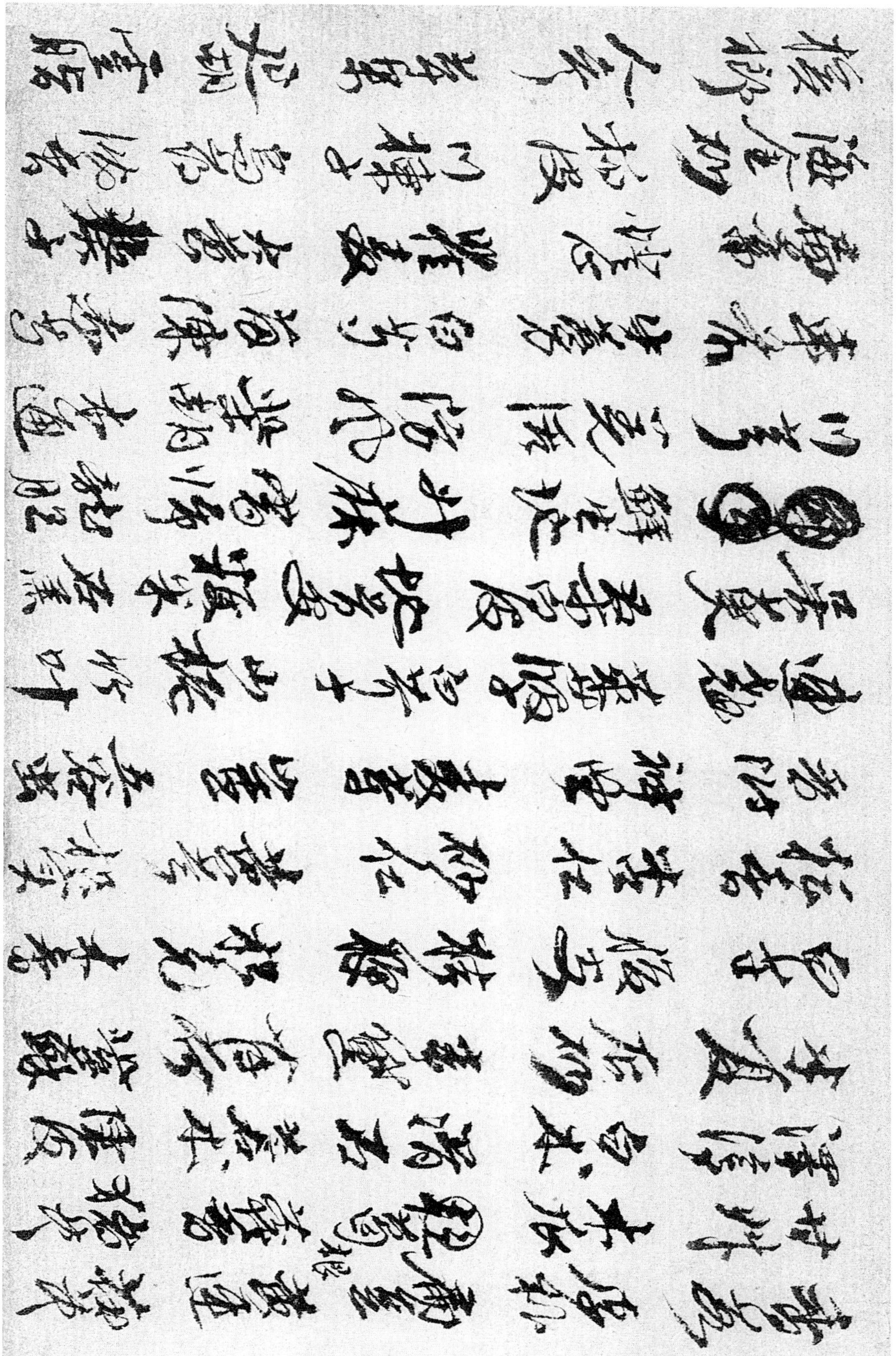

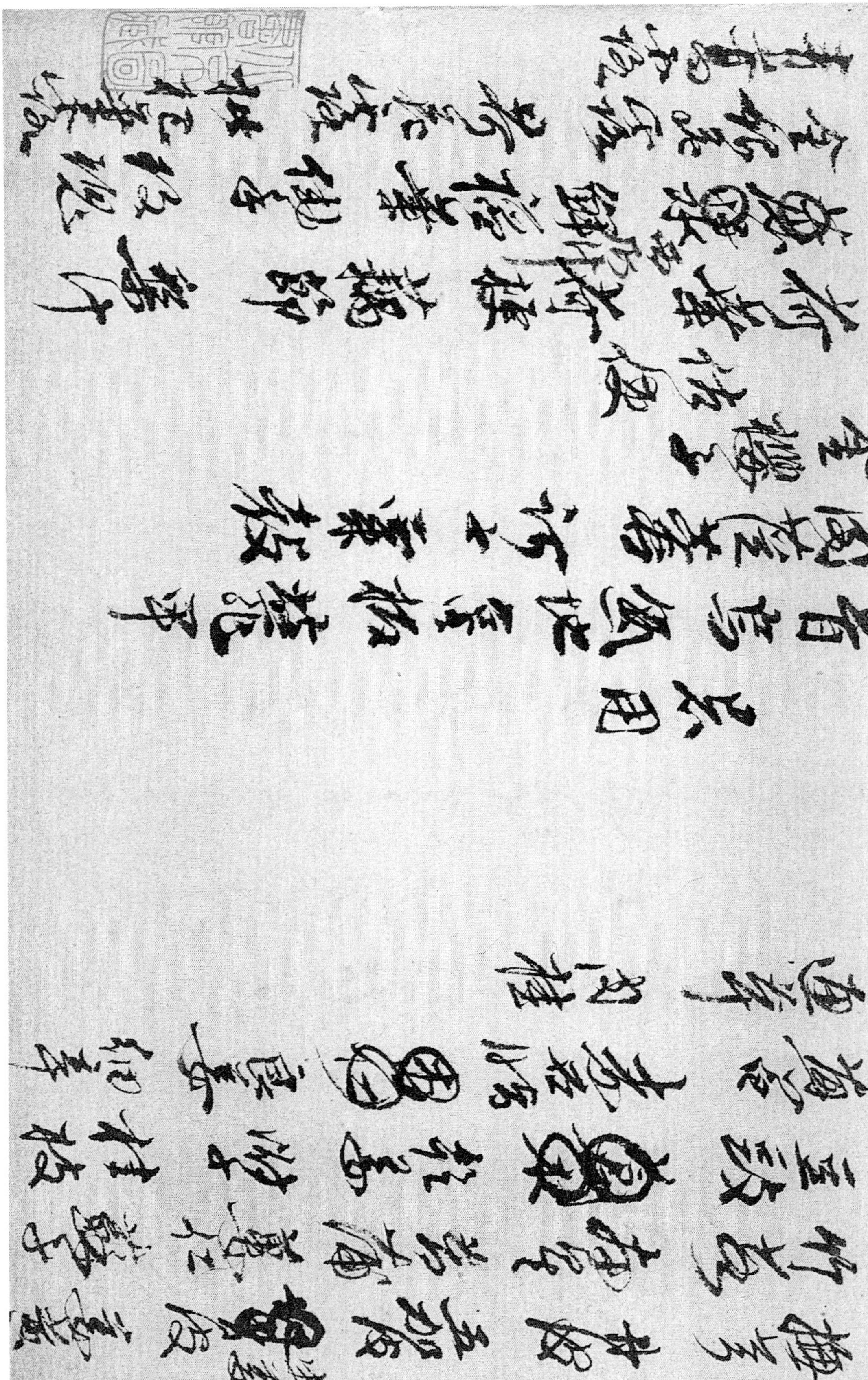

此乃浮箋，附于此處。

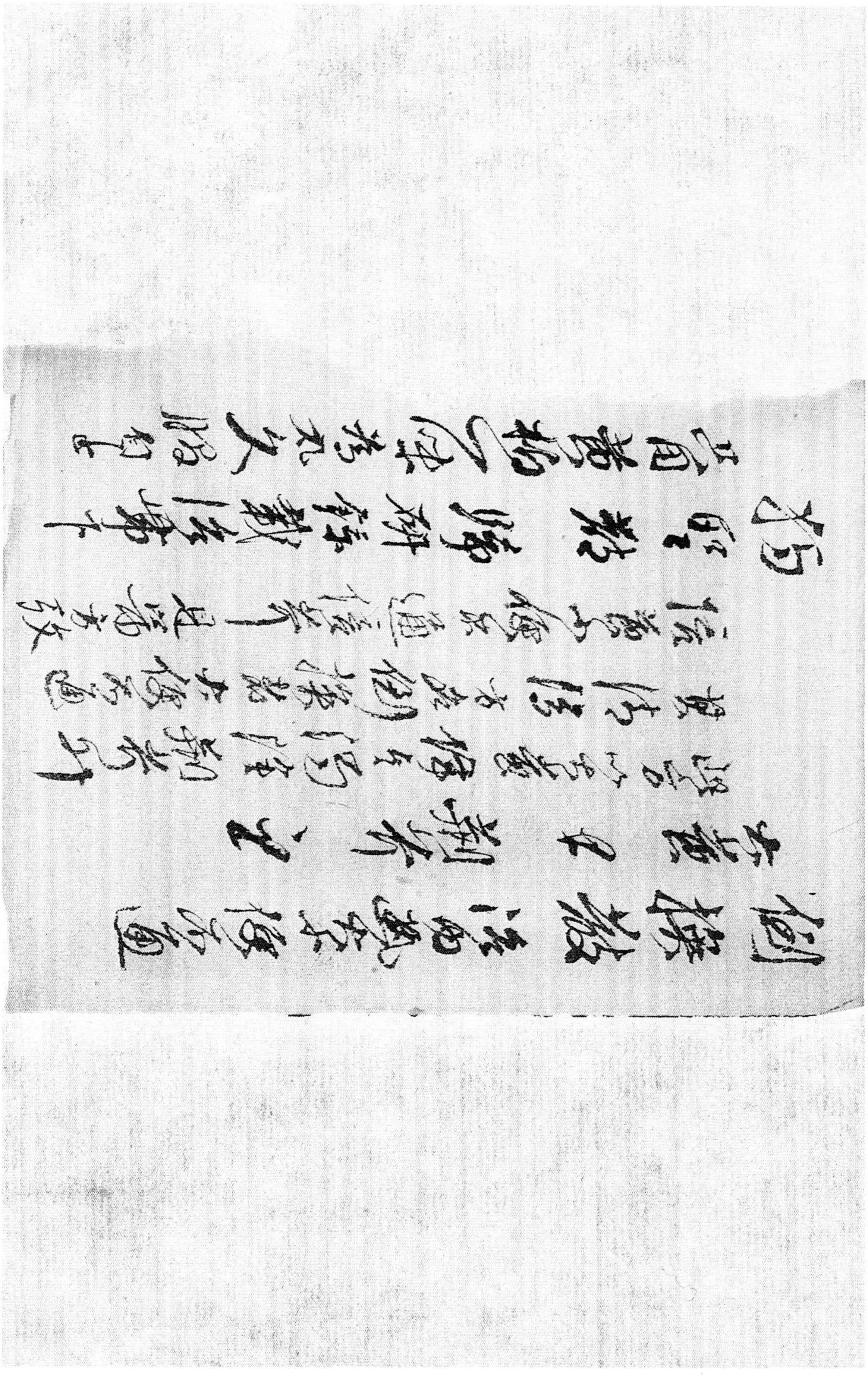

王肯堂先生筆麈

王肯堂先生筆塵

該書輯録明王肯堂《鬱岡齋筆塵》（一六〇二）中的醫學内容（醫論、醫話及醫案），清咸豐六年（一八五六）陸懋修得此輯録本，由其族叔王嘯谷抄寫，清同治元年（一八六二）陸懋修撰題識於抄本之末。

形制

索書號一三一三六七。存一册，不分卷。書高二十四點八釐米，寬十二點二釐米。每半葉六行，行二十四字。無邊框行格。楷書工抄。紙封面，左上手書『金沙王肯堂先生醫案』。無序。卷首題『王肯堂先生筆塵』，下有陽文朱印『北京圖書館藏』。書末有陸懋修同治元年親筆題識，其中提到其於丙辰（即咸豐六年）得此書，由其族叔王嘯谷抄寫。

内容提要

據卷首題名，此書名爲《王肯堂先生筆塵》，但封面題名《金沙王肯堂先生醫案》。經核查原書，證實此書乃明王肯堂《鬱岡齋筆塵》中醫學内容（醫案、醫論及醫話）的輯録本，并非醫案專著。

王肯堂（一五四九至一六一三），字宇泰，號損庵、念西居士，金壇（今江蘇金壇）人。萬曆十七年（一五八九）進士，明代士大夫以醫名者，王肯堂居其一，著《證治準繩》一百二十卷（一六〇四）。王氏博學多才，除醫學外，亦精曆算、書畫、術數等。曾撰《鬱岡齋筆塵》四卷，其中醫學内容占十之三四。晚清陸懋修所得《王肯堂先生筆塵》，爲《鬱岡齋筆塵》醫學内容最早的輯録本。此後秦伯未又加輯録，名爲《鬱岡齋醫學筆塵》二卷。

此陸懋修所得本共有醫案、醫話等共三十一條，每條均無名稱。與秦伯未輯録本（共三十八條）相比，大部分内容相同，但此本亦有若干秦伯未本所無的内容。例如『青霞散方』條，陸本有王肯堂對其用青霞散救治其妹一案之後的回憶，其中談到王肯堂『自庚午始究心於醫』，以及其妹雖經救治獲愈，却因夫家虐待自經的慘痛經歷。庚午即明隆慶四年（一五七〇）。此條對了解王肯堂學醫時間及最初診治疾病的歷史頗有裨益。秦伯未曾評述《鬱岡齋筆麈》一書曰〔一〕：『（王肯堂）蓋以天縱之才，益以力學，發爲言論，宜爾獨具隻眼，排倒一切也！』秦氏認爲此書『當是（王肯堂）輯《準繩》時有所發而另存者，則更可與《準繩》相互證云。』

著録及傳承

該書未見明清書志記載。《中國中醫古籍總目》書序號一一二九〇〔二〕即爲此書：『金沙王肯堂先生醫案／一六〇二／（明）王肯堂（宇泰、損庵、念西居士）撰／清抄本（清同治一年陸懋修題識）。』陸懋修手書題識云：『余家舊藏損庵先生五種《準繩》，亂後散失，篋中惟存此《筆麈》一卷，則余於丙辰冬得之友人處，而族叔嘯谷爲余録出者也。叔於庚申四月被難，後不知所之，或云已爲賊戕害。今讀是卷，手迹如新，而叔之生死無從得實，蓋不勝離亂之痛云。同治元年春懋修識。』此書連同其他陸懋修藏書爲國家圖書館所藏。

〔一〕秦伯未：《鬱岡齋醫學筆麈》序，見陸拯主编：《王肯堂醫學全書》，北京：中國中醫藥出版社，一九九九年，第二五八三頁。
〔二〕薛清録主编：《中國中醫古籍總目》，上海：上海辭書出版社，二〇〇七年，第七九四頁。

金沙王肯堂先生醫案

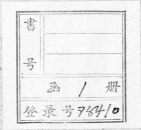

王肯堂先生筆麈

名宇泰字損菴金壇人

同年邵麟武問欲學醫須識藥性欲識藥性須讀本草予曰然讀本草有法勿看其主治麟武曰不看主治又何以知藥性也曰天豈為病而生藥哉天非為病而生藥則曰何藥可治何病皆舉一而廢百者耳草木得氣之偏人得氣之全偏則病矣以彼之偏輔我之偏醫藥所繇起也讀本草者以藥參驗之辨其

味○察其氣○觀色○故其以何時苗以何時花○以何時實以何時萎○則知其稟何氣而生○凡見其病為何氣不足○則可以此療之矣○

靈樞經邪客篇論不得臥者○因厥氣客於五臟六腑○則衛氣獨行其外○行於陽而不得入於陰○行於陽則陽氣盛○陽氣盛則陽蹻滿○不得入於陰○則陰氣虛○故目不瞑○治之以半夏湯○夏至而後一○陰○生○半夏茁其時○則知其稟一○陰之氣而生也○所以能通行陰

之道五月陽氣尚盛故生必三藥其氣薄為陽中之陰故能引
衛氣從陽入陰又其味辛能散陽蹻之滿故飲之而陰陽通其
臥立至也李明之治王善夫小便不通漸成中滿是無陰而陽
氣不化也凡利小便之藥皆淡味滲泄為陽止是氣藥陽中之
陰所以不效惟用[illegible]處以[illegible]北方寒水所化大苦寒之氣味俱陰者黃
柏知母桂以圖引用為丸投之溺出如湧泉轉眄成流蓋此病惟

是下焦真陰不足，故純用陰中之陰，不欲干涉陽分及上中二焦，故為丸且服之多也。本草何嘗言半夏治不得臥，黃柏知母利小便哉。取據主治而覓藥性，亦何異夫鍥舟而求劍者乎。麟武曰：善哉，未之前聞也。

面浮胕腫、小便閟濇、未必成水也。服滲利之藥而不已，則水症成矣。胸腹滿膨、悒悒不快、未必成脹也。服破氣之藥而不已，則

脹症成矣咳嗽吐血時々發熱未必成瘵也脹四物黄柏知母
之藥皆不已則瘵症成矣氣滯脹塞飲食不下未必成脹也脹
青陳枳朴寛中之劑不已則脹症成矣成則不可復藥及阽
於危乃曰病犯條欵雖對症之藥無可奈何也誤哉
痰火上壅喘嗽發熱足皮冷者脹消痰降火藥必死宜量其輕
重而用人參多至一兩少則三五錢佐以桂附煎濃湯候冷飲

之立愈。韓懋所謂假對假也。對真也。然此症實由腎中真水不足也。火不受制而上炎也。桂附火類也。下咽之初。得其冷性。暫解鬱熱也。及至下焦。熱性始發也。從其窟宅而招之。同氣相求也。火必下降。此自然之理也。然非人參君之。則不能奏功也。

每見時師治中風、初用八味順氣散。多不得效。已而用二陳四物加膽星天麻之類、自謂穩當之極。可以久而奏功也。而亦竟無

一驗何也蓋妾以南星半夏為化痰之藥當歸川芎為生血之
劑血虛挾感而參且無效故也豈不知通血脈助真元非大劑
人參不可而有痰者惟宜竹瀝少加薑汁佐之不宜輕用燥劑
至於歸地甘粘能滯脾氣使脾精不運何以能愈癱緩豈若人
參出陽入陰少則固多則宣無所不達哉其能通血脈雖明載
本草人誰信之里中一老醫右手足廢不能起床者二年矣人

傳其不起。過數月、遇諸塗。訊之。曰。吾之病幾危矣。始服順氣行疫之藥。了無應驗。薄暮神志輙昏。度不可起。令家人煎進十全大補湯。即覺清明。遂日服之。浹數月能扶策而起。無何則又能捨策而步矣。經云、邪之所湊。其氣必虛。吾治其虛。不理其邪。而邪自去。吾所以獲全也。余曰、有是哉。使進順氣踈風之藥。不輟者。墓木拱矣。然此又拘於成方、不能引病而變通、隨時而消息。

故奏功稍遲○使吾爲之○當不止是也○姑書之以俟明者採焉○
人身無瘦○瘦瘦者、精液所聚也○五穀入於胃○也其糟粕津液宗氣
分爲三隧○故宗氣積於胸中、出於喉嚨、以貫心肺而行呼吸焉○
榮氣者泌其津液注之於脈、化以爲血以榮四末○內注五臟六
腑以應刻數焉○衛氣者○出其悍氣之慓疾○而化行於四末分肉
皮膚之間而不休者也○晝行於陽○夜行於陰○常從足少陰之分○

間行於五臟六腑實則行虛則聚聚則為痰散則還為津液氣
血初脈經絡臟腑之中苟有邪氣纖物號稱曰痰以為身害必
去之而後已者也余幼而喜吐痰愈唾愈已多而成之每喉間梗
梗不可耐輒呷白湯數口咯出口中用舌攪研令碎因而嗽之
百餘津液滿口即隨鼻中吸氣嚥下以意送至丹田默存少頃
咽間清泰矣如未清即再嗽再嚥以化盡為度方咯出時甚味

甚醎嗽久則甘世人乃謂汚濁之物無澄而復清之理何其謬
哉吾嘗渡河矣見舟人撈濁流而入之甕摻入礬末數分即時澄
清此可以悟治痰之法也故上焦宗氣不足則痰聚胸膈喉間
梗〻鼻息喘短中焦營氣不足則血液為痰或壅脈道變幻不
常下焦衛氣不足則勢不悍疾液隨而滯四末分肉之間麻木
壅腫治其本則補之宜先〻其標則化之有法畧露端倪以需

頭者自悞云○如稠而不清○宜用澄之之法○發而不收○宜用攝之之法○上虛下溢○宜用復之之法○上壅下塞○宜用墜之之法○何謂澄之之法○如白礬有却水之性○既能澄濁流○豈不足以清痰乎○然又不可多用○至於杏仁亦能澄清○而濟水之性○清勁能空宗地伏流○煮而為膠○最能引痰下膈○體此用之○所謂澄之之法也○何謂攝之之法如大腸暴泄脫氣及小便頻數者○益、智、一、味○遂

連苍芝丸
凡化確也

能收功益智有安三焦、調諸氣、攝涎唾而固滑脫之妙故醫方每以治多唾者專取其辛而能攝非但溫胃寒而已所謂攝之之法也何謂復之之法腎間真氣不能上升則水火不交水火不交則氣不通而津液不注於腎敗濁而為痰故用八味丸地黃山藥山萸以補腎津茯苓澤瀉以利水道肉桂附子以潤腎燥肉桂附子熱燥之藥何以能潤經不云乎腎惡燥急食辛以

閉也○開腠理○致津液○通氣道○所謂復之之法也○何謂墜之之法
如痰涎聚於咽膈之間○為嗽為喘為膈為噎為眩為暈○大便或
時閉不通○宜用養正丹○靈砂丹○重劑以引而下之○此墜之之
法也○至於寒者熱之○熱者寒之○微者逆之○甚者從之○堅者削之○
客者除之○勞者溫之○結者散之○留者行之○溫者燥之○燥者濡之○
急者緩之○損者益之○逸者行之○驚者平之○薄者劫之○開者發之○

見於素問至真要大論者應變不窮尤為治痰之要法圓機
之士熟察而妙用之不可一塗而取也若乃虛症有痰切理其
痰但治其虛虛者既復則氣血健暢津液通流何痰之有今人
乃謂補藥能滯氣而生痰此聾瞶之言流害無窮矣丹陽賀魯
菴年七十餘腸間有痰不快飲食少思初無大害就醫京口投
以越鞠丸清氣化痰丸胸次稍寬日日吞之遂不輟之四年餘

因頓不堪。僦舟來診。問脉於余。則大肉已脫。兩手脉如游絲。太谿絕不至矣。見余有難色。因曰吾亦自分必死。但腸間脹滿太甚。大便秘結不通。殊以為苦。但得少寬。即瞑目無憾也。因強余疏方。以至親難辭。教用人參白朮之類。大劑進之。少頃如廁。下積（然元氣傷已久。萬不能救矣）痰升餘。胸膈寬舒。更數日而歿。夫二丸乃時師常用之藥。本欲舒鬱。遂增其痞。本欲清痰。反速其斃。豈不悖哉。明效若斯而病

家與醫、了無懵然悔悟之心、懲創之色、豈宿業已深大命垂絕
故天奪其衷而使之決不可返耶也不然何不論於理而甘就
醫戮者之衆耶也
、東垣云高巔之上惟風可到故味之薄者、陰中之陽自地升天此者
者固所以頭痛皆用風藥治之總其大體而言之也然患痛之
血汲不治而風藥最能燥血故有愈治而愈甚者此其要在

養血不可不審也一人寒月往返燕京感受風寒遂得頭痛數
月不愈一切頭風藥無所不服厥痛愈甚肢體瘦削扶策踵門
求余方藥余思此症明是外邪緣何解散不效語不云乎治風
先治血〻活風自滅本因血虛而風寒入之今又疎泄不已烏乎
能愈也又聞之痛則不通〻則不痛故用當歸生血活血用木
通〻利關竅血脉而行當歸之力問其能酒乎曰能而且多近

為醫戒不敢飲因令用斗酒入二藥其中浸三晝夜重湯煮
熟乘熱飲之至醉則去枕而臥ゝ起其痛如失所以用酒者欲
二藥之氣上升於頭也至醉乃臥者醉則浹肌膚淪骨髓藥加
方到臥則血有所歸其神安也有志活人者推此用之恩過半
矣又然有火欝於上而痛者經云火淫所勝民病頭痛治以寒劑
宜酒芩石膏之類治之又不可泥救此法也又有一方用當歸川

芎連喬熱芊下各二錢、水煎六分、去渣、以龍腦薄荷二錢、置碗底○將藥乘沸衝下、鼻吸其氣、俟溫即服○即安臥○其效甚速、然亦為血虛者設耳○

補精之藥○固忌溫熱○然以天道驗之○時非溫熱○則地氣不能升而為雲○天氣不能降而為雨○人身之道何莫由斯○然○則腎雖寒○補實資溫助○故昔人以蓯蓉、巴戟、故紙、茴香之類○發揚腎氣○使

陰陽交蒸而生精血此理也自丹溪出而以黄柏知母為補腎之
藥誤人多矣夫黄柏知母雖稟北方寒水之氣而生然其性降
而不升殺而不生暫用其寒可以益水久服其苦反能助火經
不云乎久而增氣物化之常也氣增而久夭之由也可不慎歟
治渴必須益血（益血）即津液所化津液既少其血必虛故須益血丸
吐血之後多能發渴益知渴病生於血虛也

今知只知脾胃虛則當補〻之不應則補其母如是足矣而不
知更有妙處補腎是也脾土尅腎水不相為用如何反補其所
勝以滋肝和曰不然此其妙正在相尅處也五行以相尅為用
所以尚書大禹謨說箇水火金木土穀惟修此聖人立言之妙
其說甚長今且以水與土言之水不得土何處發生何處安着
土不得水卻是一箇燥埊物事如何生出萬物來水土相滋動

植化生。此造化相尅之妙。而醫家所謂脾為太陰濕土。濕之一字。分。明。土。全。賴。水。為。用。也。故曰補脾必先補腎。至於腎精不足。則又須補之以味。故古人又謂補腎不若補脾。二言各有妙理不可偏廢也。

經云膀胱移熱於小腸。膈腸不便、上為口糜。宜以清涼之劑利小便。易老用五苓散、導赤散相合服之神效。又云、少陽之復火氣內發。上為口糜。則因當用苦寒之劑。也。如二法不效。則宜。加。
炮。乾。姜。之。類。佐。之。
身重之症。時師止知燥濕。而。不。知補。虛。素問示從容論篇、歷言
肝虛、腎虛、脾虛皆令人體重煩寃。是。知。身。重。乃。虛。症。也。宜用補、
中益氣湯、加减。八味丸、消息與之。
治積之法。理氣為先。氣旣升降。津液流暢。積聚何由而生。丹溪

乃謂氣無形而不能作塊成聚○只以消瘦破血為主誤矣○天地
間有形之物○每自無中生○何止積聚也、戴復菴以一味大七氣
湯治一切積聚○知此道歟○肝積肥氣用前湯煎熟待冷却以
鐵器燒通紅以藥淋之○乘熱服○肺積息賁、用前湯加桑白皮
半夏杏仁各半錢○心積伏梁、用前湯加石菖蒲半夏各半錢○
脾之積痞氣、用前湯下紅圓子○ 腎之積奔豚、用前湯倍桂

加茴香炒練子肉各半錢○
難經云陰維為病苦心痛陰維行諸陰而主榮為血屬心○
故苦心痛也○潔古云其治在足少陰太陰厥陰○仲景太陰證則
理中湯○少陰症則四逆湯○厥陰證則當歸四逆吳茱萸湯○
今人治一切氣痛○止知求之脾肺○而○不○知○求○之○腎○所以鮮效○夫
腎間動氣○為五臟六腑之本○十二經脈之根○呼吸之門○三焦之

原房勞過度或稟受素弱臟經不足氣無管束遂多鬱滯是生
諸疾醫者以為是當理材（氣、任用）樸烏藥下之而人死者已過半矣於
是醫之中見稍高者以為脾虛不能運化精微之故而從事於
補脾然僅可以苟延歲月多至於困循蹉跌而不可救此不知
補腎之過也凡氣藥內須兼用和血之劑佐之蓋氣有氣滯而
血能和者血不和則氣益滯矣

膀胱者州都之官、津液藏焉、氣化則能出矣。何謂津液氣化乃
氣所化也。經脉別論云、飲入于胃、游溢精氣、上輸於脾、脾氣散精、
上歸於肺、通調水道、下輸膀胱、水精四布、五經並行、蓋譬之蒸
物然。湯氣上薰釜甑、遂為津而下滴。此脾氣薰蒸肺葉、所以遂
能調水道而輸膀胱也。故小便不通之症、審係氣虛而水涸者、
利之益甚。須以大劑人參少佐升麻煎湯飲之。陽升陰降、是地

氣上為雲而天氣下為雨也自然通利矣丹溪嘗治一人傷寒
得汗熱退後、脉尚洪、此洪脉作虛脉論與人參黃芪白朮炙甘
草當歸芎藭陳皮數日其脉仍大又小便不通小腹下妨悶顏
為所苦但仰臥則滴點而出曰補藥服之未至前藥內倍加黃
芪人參大劑與服兩日小便方利
金匱眞言論云、北方黑色、入通於腎、開竅於二陰故腎、陰、虛、則

此因用

大小便難○宜以地黃蓯蓉車前茯苓之屬○補真陰利水道少佐辛藥開腠理致津液而潤其燥○施之於老人尤宜○若大小便燥結之甚○求通不得○登廁用力太過便仍不通而氣被掙脫下注肛門○有時泄出清水而裡急後重不可忍者○胸腸（間）梗梗作惡乾嘔有聲○渴而索水○飲食不進○呻吟不絕○欲利之則氣已脫○命在須臾○再下即絕○欲固之則滯與燥矣膨滿腹腸悶○恐反增劇○

欲升之使氣自舉○而穢物不為氣所結○自然通利則嘔惡不堪
宜如何處○家姑年八十餘、嘗得此患○余惟用調氣利小便之藥
雖小獲效而不收全功○常慰之令勿急性○後因不能忍遽索末
藥利下數行○不以告余○自謂稍快矣○而脉忽數動一止○氣息奄
〻○頹然床褥○余知真氣已泄○若○不○收○攝○恐○遂○無○救○急以生脉藥
投之○數劑後、結脉始退○因合益血潤腸丸與服○勸以勿求速效

而服他藥久之自有奇功如言調理兩閱月餘而二便通調四
肢康勝如平時矣向使圖目前之快利蔑根本之明害免於悔哉
便閉自是老人常事蓋氣固而不泄故能壽考而一時難堪輙
躁擾而致病若求通潤之方非益血而滋髓潤烏字可也丸方雖
為家姑設而可以通行於世故表而出之以為孝子養親仁人
安老之一助云

8

益血潤腸丸

熟地黃六兩 杏仁炒去皮尖 枳殼麩炒黃色 麻仁揀去殼令淨殼反澀大便各三兩已上三味俱杵膏 橘紅各二兩錢 阿膠炒 肉蓯蓉酥煮透烘乾各兩半 蘇子炒 瑣陽酥煮 荊芥各兩 略末之以前三味膏同杵千餘下仍加煉蜜丸如桐子大每服五六十丸空心白湯送下

腦者髓之海也○髓者不足則腦為之痛○宜茸珠丹之類○治之○若用風藥○又之必死○

外兄賀晋卿、因有不如意事○又當勞役之後○忽小腹急痛欲溺○溺中有白物如膿、併血而下、莖中急痛不可忍○正如下滯後重、之狀○日數十行○更數醫不效○閲方於余○余作污血治今以牛膝四兩去蘆酒浸一宿長流水十二碗煎至八碗再入桃仁一兩去皮炒紅花二錢五分當歸稍一兩酒洗赤芍藥一兩五錢木通一兩生甘草稍二錢五分苧蔴根二莖同煎至二碗去渣入琥

珀末二錢麝香少許、分作四服。一日夜飲盡。勢減大半。按素問
奇病論云。病有癃者。一日數十溲。此不足也。今瘀血雖散。宜用
地黃丸加兎絲杜仲益智仁牛膝之屬。補腎陰之不足。以杜復
至。因循未及脩治。遂不得全愈。或閉、或一夜數十起。溺訖痛甚、
竟服全丸、及以補腎之藥、入煎劑調理而安。從兄爾現、得淋
疾。日數十溲。畧帶黃。服五苓散稍愈。因腹中未快。多服利藥三

五日後見血暈醫以八正散治之不應○索方於予詢知其便後時有物如膿○小勞即發○診得六脉俱沉細左尤甚○此中氣不足也○便後膿血精肉敗也○經云中氣不足則溲便為之變○宜補中益氣湯加順氣之藥以滋其陰○六味地黃丸疏肉敗之精以補其陰○加五味子斂耗散氣牛膝通血脉終劑而安○

此余初學醫時所録以用藥頗中肯綮故存之○

小便黄赤有寒熱虛實之别 素問云諸病水液渾濁皆屬於熱宜
黄柏知母之類治之此熱症也 脉經云脉濇足脛逆冷小便赤宜
服附子四逆湯 此寒症也 素問云胃足陽明之脉則身已前皆
熱甚有餘於胃則消穀善飢溺色黄宜降胃火 又云肝熱病者
小便先黄宜降肝火 此實症也 又云肺手太陰之脉氣虛則肩
背寒痛少氣不足以息溺色變宜補中益氣湯之類以補肺氣

又云冬脉者腎脉也冬脉不及則令人眇清脊痛小便變宜地黄丸之類以助腎脉此虚症也○

小便遺失責在肺而不在腎蓋肺者腎之上源又其母也上源治則下流約矣甲乙經云肺脉不及則少氣不足以息卒遺失無度故東垣謂宜臥養氣禁勞役以黄芪人參之類補之不愈當責有熱加黄柏生芐○

朱丹溪於此道中甚有發明而其臨病處方又多以扶植元氣
為主孰意遭人厄運其手書皆不傳而傳於世者皆為盲俗子裁
翦增續疵謬實多纂要一書其行尤廣凡丹溪長處皆為刪去
甚可恨也即如病症一門首載云專主肝經與腎經絕無相干
而不知世所患由腎虛而致者甚多肝乃腎之子而前陰腎之
竅也欲補其肝能無顧其母乎而世俗執肝無補法之論遂一

疝症輒爲肝實過用苑伐死者多矣今纂要中全不載一補法
時師既無自悟之明又無他書足攷焉得而不謬也按丹溪云
疝之由挾虛而發者其脉不甚沉緊而大豁無力者是也當以參
术爲君疏導藥佐之何嘗無補法哉張仲景治寒疝腹中痛
及脇痛裏急者當歸生姜羊肉湯主之本草衍義稱其無不應
驗豈非補肝之効乎余每治病甚氣上冲心危急者以八味丸

投之立應又補腎之一驗也又大便不通者當利大便如許叔
微羅謙甫、皆用芫花是也小便不通者當利小便如許叔微治
宋荀甫以五苓散是也今如纂要不言干腎經則五苓不當用又
言病不當下、則芫花不當用、而所列者惟數種破氣之藥苦辛
雜收寒熱無別既不能補肝腎之真陰又不能通利二竅使邪
有所泄而徒耗其氣於冥冥之中且日趨於危而不覺也豈不

悼哉

一人生附骨疽膿熟不能洩潰而入腹精神昏憒粥藥不入醫

無所措手延余治余診之脉細如蛛絲氣息奄々欲絶余曰無

傷也可以鈹鍼刺其腹膿大洩然皆清稀洩時若蟹吐沫在法為

透膜不治或訊於余々曰又無傷也可治參芪附子加厥陰經行

之藥大劑飲之為制八味丸々成服之食大進日噉飯升餘内

肉數臠肉旬日而平所以知可治者潰瘍之脉洪實者死微細者
生今脉微細形病相合知其受補故云可治也所以刺其腹者
膿不息必有內攻之患且倭之而知其創深即刺之無苦也所
以信其不透膜即透膜無損者無惡候也所以服八味者八味
丸補腎〻氣旺而上升則胃口開而納食故食大進也減膿既
多刃圭之藥其何能濟遷延遲久且有他患故進開胃之藥使

多食粱肉以補之肌肉速生此治潰瘍之要法也
隆慶庚午余自秋闈歸則亡妹已病瘡自七月乳腫痛不散八
月用火鍼取膿醫以十全大補湯與之外敷鐵箍散不效反加之
喘悶九月產一女潰勢益大兩乳房爛盡延及胸腋膿水稠粘出
膿幾六七升略無斂勢十一月始歸就醫改用解毒和中平劑
外摻生肌散龍骨寒水石等劑膿出不止流濺所及即腫泡潰

膿兩旁紫黑瘡口十數胸前腋下皆腫潰不可動側其勢可畏余謂產後毒氣乘虛而熾宜多服黃芪解毒補血益氣生肌而醫不敢用十二月中旬後益甚瘡口廿餘諸藥盡試不效始改用余藥時膿穢粘滯煎楮葉豬蹄湯沃之頓爽乃製一方○名黃芪托裏湯○黃芪之甘溫以排膿益氣生肌爲君○甘草補胃氣解毒當歸身和血生血爲臣○升麻葛根漏蘆爲足陽[明]本經藥○及連

麹防風皆散結踈經。依蔞仁黍粘子解毒去腫。皂角刺引至潰
處。白芷入陽明敗膿長肌。又用川芎三分、及肉桂炒栢為引。每
劑入酒一盞。煎送白玉霜丸踈膿解毒。時膿水稠粘方盛未已
不可遽用収澁之藥理宜追之。乃製青霞散外掺。明日膿水頓
稀痛定穢解始有向安之勢至辛未新正患處皆生新肉有紫
腫處俱用葱熨法隨手消散但近腋足少陰[陽]分尚未斂乃加柴

胡一錢青皮三分及倍川芎膿水將淨者即用樓膿散摻之元
宵後遂全安（白玉霜丸乃明礬末雜予請為丸、每服一二錢）凡治癰疽須審經絡部位
今所患正在足陽明之分少侵足少陽經分俗醫不復省別一
概用藥、、無向導終歸罔功甚可歎也近有患之劇甚如乙妹
所苦者一庠友就余求方余以冗未及應諸瘍醫卒拱手以待
其斃余甚傷焉議且刊布其方不忍自秘也隆慶辛未九日記

余自庚午始究心於醫會亡妹病旁觀而技窘幾欲出手拯之家人皆不信醫亦許其見與己矛盾沮不用也已而亡妹恚曰醫之技窮矣如是而猶倚之吾且束手而待斃今一竟以聽吾兄乃請余治、方藥一傳而膿稀再傳而創斂先是邑之人傳亡妹疾不可爲矣俄而起且歸馬氏人始傳王生技能起死人則此之爲也馬氏宿有憾於家君方亡妹之病而歸寧也固虞其不起愈而還其舅醉罵之且及家君返於室其夫亦然於是亡妹俛而思曰彼舅也夫也虐也哉〻何敢怨然而辱及父母吾欲絕而歸是逆舅與夫也忍而受之則父母之辱是可忍也孰不可忍也以義度之吾分當死乃從容自經死臨其棺視其尸創尚未盡平也嗚乎痛哉余既裒集璅録得是紙於故簏中歔欷久之因述其顛末於後自余製青霞散至今十年所治瀆瘍

不知凡㚇應手輙効今始刊而布之償宿願焉庚辰長至後一
日記

青霞散　治癰疽潰爛膿多不斂先用楮葉豬蹄湯洗過
以此敷之

青黛二錢 乳香半錢 沒藥半錢 龍骨一錢 海螵蛸半錢 枯礬一錢 白斂一錢 寒水
石一錢 氷片三分 紅粉霜一錢各另研極細和匀再研入 杏仁去皮尖廿四箇 有死肉加白

白丁香五分 大癰疽爛甚腐多加銅綠一錢半 此方專治潰瘍因血熱肉腐為君乳香沒藥之活血止痛消腫而為臣寒水石之寒而佐青黛以涼血肉使不腐枯凡之收濕排膿而追毒龍骨海螵蛸之收濕止膿汁之多而不燥粉霜之拔毒白斂之斂創收斤之透肌以為佐使諸藥多燥又假杏仁之油以潤之此製方之意也

發熱所因不同。當以兼症別之。外感風寒、必兼頭痛項脊強等症。内傷飲食、必兼頭痛吞酸噯腐等症。無諸兼症而發熱不止者。此必勞倦之後。用心過度。而心火散溢於外故也。誤用汗下涼解之法。不止。必死。最宜審之。今録一二事於左以爲醫鑑。外兄虞文華、病發熱。一醫審無身痛等症。知非外感。用平胃散加人參五分投之。而熱愈甚。又一醫至、診之曰、此人參之過也。亟汗之○汗而不解○又一醫至、診之曰○邪入裏矣○亟治涼膈散下之○煎成欲服而適余至○急止之○診得六脉皆洪大搏指、舉按有力○則笑而語之曰○此○醫○之○所○以○說○也○用茯苓補心湯加人參六錢、麥門冬三錢、酸棗仁一錢、五分、投之○時不卧九日矣○服藥後即大鼾○良久而甦○病及退○診之、脉頗微弱○令其多服勿疑○遂別去○數日、又以小便不利來和余○令間服導赤散○明日熱復作○舌黑如還復延余診。脉復洪大如曩日。扣之，始知連日所服藥皆減參三分之二。而導赤散中、一醫加天花粉苓梔等藥。故病復作也。亟令用人參六錢。合前諸藥、大劑投之。舌色始淡。熱始除。小便亦遂清利。愈後康健逾平時。使進滋膩之劑。迨久矣。藥可妄投哉。今人不解此理。至謂人參能助火發熱。謬也。昔人謂甘能除大熱。蓋為心火而心以鹹補。以甘瀉。又甘能補血。血生則火有所

全在乎

依甘能緩中〻緩則火不至於妄行而自斂況人參性能安神
明為少陰經之正藥固宜其清心降火若此之神且速也
雲中秦文山掌教平湖與家兄同官因勞憂兩脇滿痛清晨并
飢時尤甚以書介家兄來求方余知其肝虛當子母並補令用
黃芪白朮當歸熟地川芎山梔山萸山藥酸棗仁柏子仁之類
仍用防風細辛各少許、姜棗煎服仍囑家兄曰勿示他醫將大

僅屬病
爲[illegible]乃是

笑治口不得合也無何而秦君書來謝云服之不數劑愈矣余
客長安時聞魏崑溟之變因投謁慰飢歸而腸痛無他苦也而
粗工以青皮枳殼之類雜投之遂至不起吁可不鑒哉
古方治白淫皆用收澁溫補之藥而時師株守丹溪書概作溫
熱處治投黃柏知母豬苓澤瀉之類不復通變嚮無濟法初之
不已其害大矣余尋常治此疾純用人參白朮茯神麥門冬酸

棗仁益智仁之類無不應者○新安汪機嘗治溲精○以人參為君自一錢加至五錢○其病乃脫○知此理也○余家藏丹溪書有云○赤白濁溲即靈樞所謂中氣不足○溲便為之變者是也○先須補中氣使升舉之○而後分其臟腑氣血赤白虛實以治○與夫其他邪熱所傷者○固在瀉熱補虛○設腎氣虛甚、或火熱亢極者○則不宜峻用寒涼之劑○必以反佐治之○要在權衡輕重而已○按此皆活法要

諸萃爲纂集者刪去而止存濕熱一條流禍無窮豈不痛哉又
丹溪高弟戴元禮曰如白濁甚下淀如泥稠粘如膏（膠）頻逆而澁
痛異常此非熱淋乃是精濁塞窒竅道而結宜五苓妙香散吞
八味丸　嘗聞識者云傷精白濁須肉蓯蓉治之又云大烏梅
六枚雄黃三分研細同杵匀丸如菉豆大分三服以烏梅湯嚥
之效

害之法
不試

治病之法有五曰和曰取曰從曰折曰屬王太僕云假如小寒之氣溫以和之大寒之氣熱以取之甚寒之氣則下奪之奪之不已則逆奪之折之不盡則求其屬以衰之小熱之氣涼以和之大氣熱之氣寒以取之甚熱之氣則汗發之發之不已則逆制之制之不盡則求其屬以衰之今人不復辨此矣惟滯下用下藥猶存通因通用之意而粗工習焉不察也近代薛立齋善用

塞因塞用涛遂大破丹溪舊套以名於世若求屬之法則舉世
迷焉常熟嚴養翁相公春秋高而求助於厚味補藥以致胃火
久而益熾服清胃散不効加山梔石羔芩連而益甚以為涼之
非也疑其當補聞余善用人參因延余診而決之纔及門則口
中穢氣達於四室向之欲嘔余謂此正清胃散症也獨其熱甚當
用從治而既失之今但欲從而不可矣當求其屬以衰之用天

門冬、麥門冬、生地黃、熟地黃、石斛、犀角、升麻、蘭香之類、大劑投之。數日而負已止矣。經云、諸病寒之而熱者取之陰、所謂求其屬也。火衰於戌、故峻補其陰而熱自已。後因再肉食、胃火復作、大使不神、目翳耳鳴、不能自愈、雜進涼劑、時或利之、遂至不起。嗟乎、苟知其熱則涼之而已矣、執塗之人而皆可為盧扁、何是醫哉。

腹脹多是氣虛不斂用辛散之藥反甚宜以酸收之白芍藥五味子之屬少佐益智仁以其能收攝三焦元氣也朝寬莫急用當歸爲主暮寬朝急用人參爲主朝莫俱急二味并用按之有痛處乃瘀血也加行血藥經云濁氣在上則生䐜脹又云下之則脹已謂宜用沉降之藥引濁氣之在上者而下之非通利大腑之謂也凡腫脹初起痰多發喘小便不利者服濟生腎氣丸無

不效。

邑侯許步薇患口糜。余謂非乾姜不能愈。公猶疑之。後竟從余言而愈。從子樾錯亦患此。勢甚危急。熱甚。唯欲飲冷。令余用人參白木乾姜各三錢。茯苓甘草各一錢。煎成冷服。日數服乃已。噫。此詎可與拘方者道哉。

余雲衢太史形氣充壯。飲啖兼人。辛卯夏六月患熱病。肢體不

甚熱○而悶揚擲手足○如躁擾狀○昏憒不知人事○時發一二語不

可了而非譫也○脉微細如欲絶○有謂是陰症宜温者○有謂當下胃實

者○時座師陸癸日先生、與曾植齋、馮琢庵二太史○皆取決於余

謂是陽病見陰脉○在法為不治○然素稟如此○又值酷暑外爍酒

困得伸而然耶○且不大便七日矣○姑以大柴胡湯下之時大以

炙因內炎○宜狂熱如焚○脉洪數有加○而此何為者○豈熱氣拂鬱

不得伸而然耶。且不大便七日矣。姑以大柴湯下之。時大黄止
用二錢。又熟煎。而太醫王雷庵力争以為太少。不若用大承氣。
余曰。如此脉症。豈宜峻下。待大柴胡不應。而後用調胃承氣。不應
而後用小承氣。及大承氣。未晚也。已服藥。大便即行。脉已出。手
足温矣。余謂雷庵曰、設用大承氣。能免噬臍之悔哉。継以黄
連解毒湯數服而平。七月初。遂與陸先生同典試南京。不復發

矣。明年余請告歸里。偶得劉河間傷寒直格讀之。中有云畜熱
內甚。脈須疾數。以其極熱畜甚。而脈道不利。反致脈沉細而欲
絕。俗未明造化之理。反謂傳為寒極陰毒者。或始得之陽熱暴
甚而便有此證者。或兩感熱甚者。宜解毒加大承氣湯下之。下
後熱稍退而未愈者。黃連解毒湯調之。或微熱未除者。涼膈散
調之。或失下熱極。以至身冷脈微。而昏冒將死。宜涼膈散或黃

連解毒湯、養陰退陽。積熱漸以宣散。則心胸再復。脉漸以生。然後撫卷而歎曰。古人先得吾心矣。余太史所患。正失下。熱極以。至身冷。脉微。而身昏冒欲絕者也。下與不下、大下與微下、死生熱極以至身冷。在呼吸間。不容髮。嗚呼、可不慎哉。宜表而出之。以為世鑒。

問今虛損發熱者。皆言相火乘陰虛而動。至於補中益氣、滋陰則

未聞言相火也○如前所云則勞倦所動乃相火○而虛損所動乃君火乎○

答勞倦所傷之爲相火○東垣明言之矣○曰脾胃先衰、元氣不足、而心火獨盛○心火者○陰火也○起於下焦○其系繫於心○心不主令○相火代之○相火、下焦包絡之火○元氣之賊也○火與元氣不兩立○一勝則一負○脾胃氣虛則下流於腎○陰火得以乘其土位○故氣高而喘、身熱而煩、其脈洪大而頭痛或渴不止。然則以柴胡升麻佐參芪歸朮，非特從陰位升出陽氣，行春生之令，乃是順其性而揚之，蓋治陰火之法也。若療之所稱者，精也，離中之一陰即坎也。坎中之一陽即離也。陽無體，以陰為體，陰虧則陽無所附，而不得不浮其炎上之性，以為嘔血咳嗽骨蒸之症矣。非質重味厚陰中之陰者，安能固其陽根而斂之使反其宅乎？故地黃丸

所謂精不足者補之以味也補中益氣湯所謂形不足也溫之

以氣也問地黃丸藥耳何為補之以味白地黃之甘微苦山藥

之甘山茱萸之酸牡丹皮之苦辛澤瀉之鹹茯苓之淡以五味

各入本臟用桂附之辛開湊理致津液通氣道腧而與之非補

之以味乎何藥無氣何藥無味氣者天也味者地也溫熱者天

之陽也寒涼者天之陰也陽則升陰則降辛甘者地之陽也酸

苦者、地之陰也○陽則浮、陰則沉○有使氣者○有使味者○有氣味俱
使者○有先使氣後使味者○有先使味後使氣者○不可不審也○

余家藏損菴先生五種準繩亂後散失
篋中所存此筆麈一書則余於丙辰冬以
之友人處而族妹留谷為余錄出者也妹於庚
申四月被難後不知所之或云已為賊戕害今
讀是書手迹如新而妹之生死無從得實益
不勝離亂之痛云　同治元年春　樊修識